내 몸의 설계자,
호르몬 이야기

내 몸의 설계자, 호르몬 이야기

박승준 지음

청아출판사

아는 만큼 보인다!

호르몬(hormone)은 '자극하다'라는 뜻의 그리스어인 'hormao'에서 온 말로, 내분비 기관 등에서 만들어져 혈액으로 분비되는 화학 물질을 말한다. 호르몬은 신체의 균형을 유지하기 위해 각 기관을 자극하고 정보를 전달한다. 호르몬은 우리 몸의 신진대사, 생식, 수면, 기분, 면역 기능, 임신과 수유, 모성과 부성, 남자와 여자의 성적 특징 발현 등을 조절한다. 즉, 호르몬은 우리의 모든 행동을 설계하고 통제한다. 다음의 몇 가지 예를 살펴보자.

수업에 참여 중인 대학생 A는 평소처럼 노트북을 열어 전원을 켜고 수업 준비를 한다. PDF로 저장한 수업 자료와 오늘 수업 PPT 파일을 화면에 띄웠다. 요즘은 노트에 펜으로 필기하는 학생을 찾아보기 힘들다. 주변의 친구들도 A와 마찬가지로 노트북이나 태블릿으로 필기를 한다. 교수님의 설명을 열심히 필기하고 있는데, 자동 로그인이 되어 있던 카카오톡에 친구 녀석이 메시지를 보내왔다. "오늘 점심 뭐 먹을까?" "글쎄, 잘 모르겠네. 학교 앞에 맛집이 새로 문을 열었다는데, 어떤지 볼까?" 인터넷에 접속해서 메뉴와 방문자들의 평가를 살펴보는데, 역시 자동 로그인이 된 인스타그램에 후배가 새로운 피드를 올렸다는 알림이 뜬다. 궁금해서 뭔가 하고 열어 보니, 이미 수업은 한참 진행된 뒤였다. "그래도 괜찮아. 이럴 때를 대비해서 스마트폰 녹음 기능을 켜 놓았으니까."

30대 미혼 여성 B는 매달 그날이 되면 딴사람이 된다. 월경하는 여성의 75% 정도가 최소 한 번 이상 경험하고, 월경을 시작하기 4~10일 전부터 겪는다고 하는 다양한 신체적, 정서적 증상들인 월경전증후군 때문이다. 그녀는 월경 일주일 전부터 짜증이 많아진다. 별 얘기도 아닌데 흥분도 잘하고 참을성도 없어짐을 느낀다. 허리도 아프고 어지럽고 몸이 붓는 것 같기도 하다. 얼굴에는 평소에 보이지 않던 여드름이 올라오고, 단것은 왜 이리 당기는지 입에 초콜릿을 달고 지낸다.

로버트 러스티그의 책《단맛의 저주》에는 시에나라는 아기의 이야기가 나온다. 출생체중이 4.5kg에 달해 제왕절개로 태어난 시에나는 출생 후 줄곧 엄청난 식욕을 자랑하며 끊임없이 먹어댔다. 아기들은 보통 하루에 1리터의 분유를 먹는데 시에나는 그 2배를 먹었고, 엄마가 음식을 주지 않으면 소리를 지르며 울어댔다. 시에나는 이미 혈압과 콜레스테롤 수치가 높았고 첫돌이 막 지났을 때의 체중은 무려 20kg이었다.

중요한 프레젠테이션을 망치고 상사에게 엄청나게 깨진 어느 회사원. 동료들이 그를 위로하기 위해 점심때 피자집에서 기름진 피자 한 판과 콜라를 사 주었다. 피자를 먹고 난 후 사무실로 돌아오기 전 그들은 카페에 들러 달콤한 캐러멜 마키아토를 시켜 놓고 상사 흉을 보면서 한참 수다를 떨었다. 오전보다 한층 기분이 좋아진 그는 다시 사무실로 들어가 언제 혼났냐는 듯 멀쩡하게 오후 근무를 할 수 있었다.

소변을 하루에 3리터씩 보고 물도 엄청나게 많이 마시는 어떤 환자가 있다. 밤에도 자다가 일어나서 소변을 보느라 깊이 잘 수도 없다. 수분이 많이 빠져나가니 소변 색은 지나치게 투명해졌다. 탈수 증상이 생겨 입이 잘 마르고 쉽게 피곤해지며 심할 경우 고나트륨혈증, 근육 경련에 의식 소실까지 오기도 한다.

위의 예에서 보이는 행동과 증상은 모두 호르몬으로 설명할 수 있다. 식욕, 성욕, 수면욕 등 우리의 행동 조절에 가장 큰 영향을 미치는 것은 바로 호르몬이다. 우리의 행동을 조절하는 것은 우리의 호르몬이므로, 우리 마음대로 무엇인가를 조절할 수 있다고 생각하는 것은 환상에 불과할 수도 있다. 렙틴(leptin)의 발견자 제프리 프리드먼(Jeffrey Friedman)의 말처럼 우리는 '무엇인가를 자기 마음대로 조절하며 살고 싶다는 헛된 욕망'을 품고 있는 것인지도 모른다. 우리 몸뿐만이 아니다. 우리의 기분이나 감정 역시 호르몬의 지배를 받고 있다. 이렇게 보면 호르몬은 우리 몸의 설계자라고 할 수 있다.

우리 몸의 내부로 호르몬을 분비하는 대표적인 내분비 기관에는 시상하부, 뇌하수체, 솔방울샘, 갑상샘, 부갑상샘, 췌장, 부신, 난소, 고환 등이 있다. 간, 신장, 위, 소장, 태반 등은 호르몬과는 관계가 없을 것 같지만 여기에서도 호르몬이 만들어진다. 우리 몸에서 만들어지는 호르몬은 60여 종이 넘는다. "사랑하면 알게 되고 알게 되면 보이나니, 그때 보이는 것은 전과 같지 않으리라." 유홍준의 《나의 문

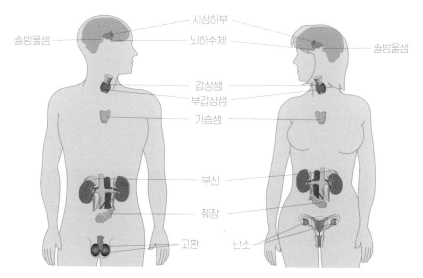

주요 내분비 기관

화유산답사기》1권 서문에 나오는 글이다. 호르몬에 대해 더 잘 이해하면 우리의 행동을 더 잘 이해할 수 있다. 기적을 일으키는 마술사의 손길과도 같이 우리의 모든 행동을 조절하는 설계자인 흥미로운 호르몬에 관한 이야기를 시작해 보자.

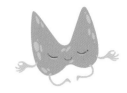

첫 번째 이야기 **사랑과 행복**

두 번째 이야기 **우리가 살찌는 이유**

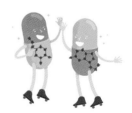

세 번째 이야기 **성장호르몬**

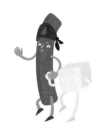
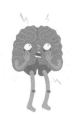

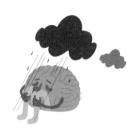
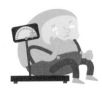

마지막 이야기 호르몬 다스리기

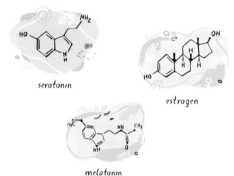

serotonin

estrogen

melatonin

첫 번째 이야기

사랑과 행복

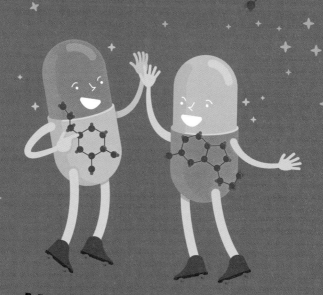

Hormone

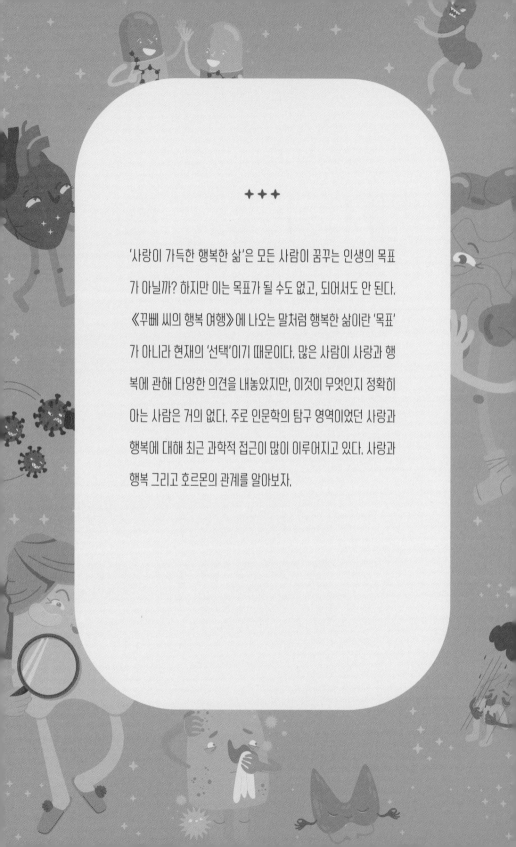

♦ ♦ ♦

'사랑이 가득한 행복한 삶'은 모든 사람이 꿈꾸는 인생의 목표가 아닐까? 하지만 이는 목표가 될 수도 없고, 되어서도 안 된다. 《꾸뻬 씨의 행복 여행》에 나오는 말처럼 행복한 삶이란 '목표'가 아니라 현재의 '선택'이기 때문이다. 많은 사람이 사랑과 행복에 관해 다양한 의견을 내놓았지만, 이것이 무엇인지 정확히 아는 사람은 거의 없다. 주로 인문학의 탐구 영역이었던 사랑과 행복에 대해 최근 과학적 접근이 많이 이루어지고 있다. 사랑과 행복 그리고 호르몬의 관계를 알아보자.

호르몬의
변화로 살펴본
사랑의 단계

 과테말라의 깊은 정글에 있는 티칼 유적지에 가면 찬란
한 고대 아메리카 문명인 마야 제국의 위대한 지도자였
던 태양왕 자소 찬 카윌(Jasaw Chan K'awiil)이 묻힌 신전이 있다. 생전에
아내를 무척 사랑했던 그는 자신의 신전을 마주하는 곳에 왕비를 위
한 신전을 지었다. 매년 낮과 밤의 길이가 똑같은 춘분과 추분이 되
면, 왕의 신전 뒤로 떠오른 해는 그의 그림자로 왕비의 신전을 완전
히 뒤덮는다. 오후가 되면 해는 왕비의 신전 뒤로 지고, 그녀의 그림
자는 완벽하게 왕의 신전을 가린다. 1,300여 년이 흐른 지금까지도
두 연인은 서로를 어루만지며 입맞춤하고 있는 것이다.

인간은 지구상에 살기 시작한 이래 정말로 다양한 종류의 사랑
을 해 왔다. 예나 지금이나 지구상 어디를 가든 사랑에 깊이 빠진 사
람들을 만날 수 있다. 우리는 소리 높여 사랑을 노래하고, 사랑의 춤

을 추고, 사랑에 관한 시와 소설을 만들어 낸다. 항상 누군가의 사랑을 갈망하고, 사랑하는 사람 때문에 살고, 사랑을 얻지 못해 괴로움에 몸부림치다 목숨을 끊기도 한다. 사랑은 언뜻 보기에 이해하기 어렵고, 맹목적인 것 같기도 하고, 또 어리석은 일처럼 보이기도 한다.

사랑이야말로 모든 사람이 평생 관심을 가질 수밖에 없는 주제가 아닐까? 첫눈에 반할 만큼 매력적인 사람을 만났다고 가정해 보자. 그 사람 생각만 해도 가슴이 떨리고 그의 앞에만 서면 말을 더듬고 손에는 땀이 날지도 모른다. 지금 이 순간에도 많은 사람이 사랑의 환희를 느끼고 있을 것이다. 빅토르 위고는 "인생에 있어서 최고의 행복은 우리가 사랑받고 있다는 확신이다."라고 노래하지 않았던가. 그러나 사랑이 늘 행복한 것만은 아니다. 누구나 한 번쯤은 사랑하는 사람과 가슴 아픈 이별을 하는 슬픔을 겪어 본 적이 있을 것이다. 아무리 장 폴 리히터가 "인간의 감정은 누군가를 만날 때와 헤어질 때 가장 순수하며 가장 빛난다."라고 노래해도, 셰익스피어의 말처럼 "사랑은 그저 미친 짓"일지도 모른다. 사랑이란 무엇이길래 이다지도 우리의 관심을 끄는 것일까?

"어떤 사람이나 존재를 몹시 아끼고 귀중히 여기는 마음. 또는 그런 일." 국립국어원의 표준국어대사전에 나오는 '사랑'의 정의이다. 옥스퍼드 영어사전에서는 "상대에게 끌려 열렬히 좋아하거나 애착을 느끼는 감정 상태"로 정의한다. "사랑한다는 것이란 곧 누군가를 끊임없이 생각하고 웃음이 난다는 뜻을 담고 있으며, 인간의 감정 중 하나"라고 위키백과에서는 설명한다. 사랑에 관한 다양한 정의에서 공통으로 눈에 띄는 것이 있다. 바로 '마음', '감정'이라는 단어이다. P. J. 베일리는 "사랑은 마음의 즐거운 특권이며, 사랑은 모든 살아 있는 것의 이유"라고 표현했는데, 정말로 사랑은 우리의 마음에 있는 것일까?

사랑의 본질에 관한 탐구는 주로 철학과 종교의 영역이었으나 20세기 들어 심리학과 신경과학 등이 발전하면서 과학적 접근이 시도되기 시작했다.《정재승의 과학 콘서트》의 저자 정재승은 "사랑은 위대하지만 특별하지는 않다."라고 표현한다. 과학자들이 수많은 실험을 거쳐 얻은 연구 결과에 따르면, 우리의 가슴을 절절하게 저미던 사랑에도 보편적인 생물학적 원리와 과정이 존재한다는 것이다. 과학자들이 보기에 사랑은 감정의 한 종류가 아니라 배고픔이나 목마름 같은 동물적 욕구의 일종인 것이다.

사랑에 관한 수많은 연구를 수행한 미국 뉴저지 주립 럿거스 대학교 인류학과의 헬렌 피셔(Helen Fisher)는 사랑을 갈망(lust), 홀림(attraction) 그리고 애착(attachment)의 세 단계^{그림 1-1}로 나누었다. 각 단계는 명확히 구분되는 것은 아니고 겹치는 부분도 있다. 각 단계에서는 특정 호르몬의 변화가 관찰된다. 사람을 다른 사람에게로 이끄는 '갈망' 단계는 테스토스테론과 에스트로겐의 분비량 증가와 관련 있고, 사람들이 연애 관계에 관심과 노력을 집중시키는 '홀림' 단계에서는 도파민, 노르에피네프린, 세로토닌이 중요한 역할을 한다. 마지막 '애착' 단계에서는 옥시토신과 바소프레신의 작용을 통해 오랫동안 연인과의 관계를 지속하게 한다.

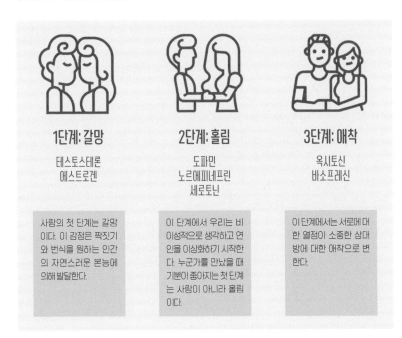

1단계: 갈망	2단계: 홀림	3단계: 애착
테스토스테론 에스트로겐	도파민 노르에피네프린 세로토닌	옥시토신 바소프레신
사랑의 첫 단계는 갈망이다. 이 감정은 짝짓기와 번식을 원하는 인간의 자연스러운 본능에 의해 발달한다.	이 단계에서 우리는 비이성적으로 생각하고 연인을 이상화하기 시작한다. 누군가를 만났을 때 기분이 좋아지는 첫 단계는 사랑이 아니라 홀림이다.	이 단계에서는 서로에 대한 열정이 소중한 상대방에 대한 애착으로 변한다.

첫 단계인 갈망은 성적 만족에 대한 욕구 때문에 움직인다. 이에 대한 진화적 근거는 모든 생물 종이 공유하는 목표인 번식에 대한 필요성에서 비롯된다. 유기체는 생식을 통해 유전자를 자손에게 전달하여 종의 영속화에 이바지한다. 여기에는 뇌의 시상하부가 큰 역할을 하며, 고환과 난소에서 성호르몬인 테스토스테론과 에스트로겐의 생성을 자극한다. 테스토스테론은 남성호르몬, 에스트로겐은 여성호르몬으로 알려졌지만, 둘 다 남성과 여성 모두에서 역할을 한다. 잘 알려진 바와 같이 테스토스테론은 거의 모든 사람에게서 성

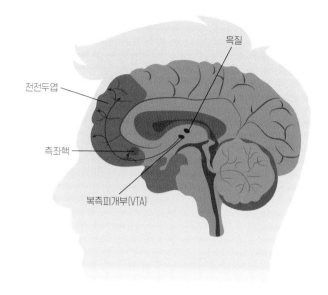

욕을 증가시킨다. 에스트로겐은 효과가 덜한 것으로 보이지만, 일부 여성들은 에스트로겐 수치가 가장 높은 배란기에 더 많은 성적 동기가 부여된다고 한다.

두 번째 관문인 홀림은 뜨겁게 불타오르는 시기로, 자극과 흥분을 유도하는 도파민의 분비가 늘어난다. 헬렌 피셔는 혈류와 관련된 변화를 감지하여 뇌 활동을 측정하는 장치인 기능성 자기공명영상기(fMRI) 안에 사랑에 빠진 연인들을 들여보낸 뒤 그들의 뇌를 관찰했다. 커플들에게 연인의 사진을 보여 주자 그들의 뇌에서 가장 활성화된 곳은 복측피개부(ventral tegmental area)와 측좌핵(nucleus accumbens)

이었다.^{그림 1-2} 이 신경회로는 열망, 동기, 집중, 갈망과 연관된 '보상 경로' 혹은 '쾌락 경로'라 불리는 곳으로 도파민을 생성한다. 코케인 등 마약을 투여한 때도 이곳의 활동성이 증가한다. 큐피드의 화살에 비유되는 도파민은 기분 좋은 일을 할 때 분비된다. 눈에 콩깍지가 씐 듯 상대방이 한없이 멋져 보이고 같이 있으면 행복감을 느끼고 황홀경에 빠진다. 집중력이 극도로 높아져 뜬눈으로 밤을 지새우기도 하고, 온종일 머릿속은 오로지 사랑하는 사람 생각으로 가득 찬다. 그래서 헨리 루이스 멩켄은 "사랑에 빠진다는 것은 지각 마비 상태에 빠지는 것에 불과하다. 평범한 청년을 그리스 신으로, 또 보통 여자를 여신으로 오해하는 것에 불과하다."라고 하지 않았던가.

또한 이 시기에는 노르에피네프린의 분비도 증가한다. 노르에피네프린은 '투쟁 혹은 도피 반응(fight or flight response)'과 관련한 호르몬으로, 우리가 스트레스를 받을 때 정신을 바짝 차리게 하는 데 큰 역할을 한다. 도파민과 노르에피네프린의 조합은 우리를 활기차게 하고 행복감을 느끼게 하며, 심지어는 어지러움을 느끼게 한다. 아울러 불면증과 식욕 저하를 초래하는데, 사랑에 빠졌을 때 잠들기 어렵고 입맛도 떨어지는 이유라고 할 수 있다.

홀림 단계와 관련된 마지막 호르몬은 세로토닌이다. 세로토닌은 사회적 행동, 기분, 기억, 식욕, 소화, 성욕의 조절을 돕는 중요한 신경전달물질로, 이 단계에서 점차 감소하기 시작한다. 세로토닌이 감소하면 불안과 강박관념에 사로잡히기 쉬운데, 강박장애 환자의 경우 세로토닌 수치가 극히 낮다. 한창 사랑에 빠진 이들이 상대방에 대한 지나친 집착을 보이는 현상도 세로토닌의 감소로 일부 설명할 수 있다.

사랑의 마지막 단계인 애착은 장기적인 사랑의 유지와 관련이 있는데, 두 사람의 관계가 신뢰와 존중, 배려를 바탕으로 더욱 돈독해진다. 유대 관계가 더 발전하여 갈망과 홀림 단계의 낭만적인 관계는 완전히 사랑에 빠지는 단계로 나아간다. 애착 단계에 관여하는 두 가지 주요 호르몬은 옥시토신과 바소프레신이다.

'포옹 호르몬'으로도 불리는 옥시토신은 유대감 형성과 깊은 관련이 있다. 이는 성관계 중 상당량이 분비되며, 애정이 담긴 스킨십은 옥시토신 분비를 자극한다. 옥시토신은 자궁 수축을 유도하여 출산을 돕고, 모유 수유 중에도 분비되어 아기가 엄마 젖을 잘 먹도록 한다.

애착 단계에 관여하는 두 번째 호르몬은 성관계 후 바로 다량으로 분비되는 바소프레신이다. 바소프레신도 옥시토신과 마찬가지로 시상하부에서 만들어져 뇌하수체 후엽에서 분비된다. 바소프레신은 사람 사이의 사회적 상호작용을 돕는 역할을 하고 한 사람과의 장기적 관계 유지에 이바지하는 것으로 보인다. 바소프레신은 남성들이 자신의 영역을 지키고 자신의 파트너에게 헌신하도록 돕는다. 바람둥이 수컷 들쥐에게 바소프레신을 투여하자 한 암컷하고만 짝짓기를 하고 자신의 영토를 충실히 지켰다는 미국 에모리대학교 래리 영(Larry Young) 교수의 연구 결과도 있다. 그리고 바소프레신 수치가 낮은 남자는 이혼율이 높다는 통계도 있다. 이처럼 옥시토신과 바소프레신은 두 사람 간에 결속력과 친밀감을 형성케 하여 사랑하는 사람들이 더 오랫동안 사랑하도록 만든다.

"진정한 사랑은 마치 유령과 같다. 모두 그것에 관해 말은 해도 본 사람은 없다."라는 라로슈푸코의 말처럼 우리는 아직 사랑의 본질을 모른다. 사랑의 단계마다 변하는 호르몬이 우리를 사랑으로 이끌었을 수도 있다. 사랑은 영혼의 교감이고 그로 인해 호르몬이 결과적으로 변한 것일 수도 있다. 그러나 확실한 것은 사랑을 오랫동안 지속하려면 상호 간의 노력이 필요하다는 것이다. "사랑이란 돌처럼 한번 놓인 자리에 그냥 있는 게 아니다. 그것은 빵처럼 항상 다시, 또 새로 구워져야 한다." 어슐러 르 귄의 말이다.

개와 고양이:
누가 더
주인을 사랑할까?

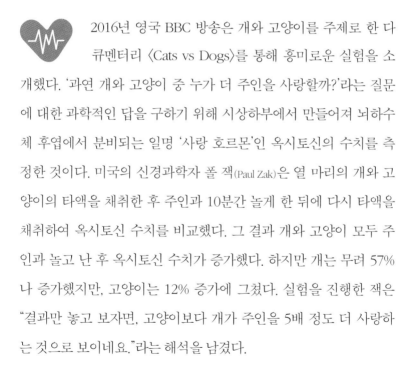 2016년 영국 BBC 방송은 개와 고양이를 주제로 한 다큐멘터리 〈Cats vs Dogs〉를 통해 흥미로운 실험을 소개했다. '과연 개와 고양이 중 누가 더 주인을 사랑할까?'라는 질문에 대한 과학적인 답을 구하기 위해 시상하부에서 만들어져 뇌하수체 후엽에서 분비되는 일명 '사랑 호르몬'인 옥시토신의 수치를 측정한 것이다. 미국의 신경과학자 폴 잭(Paul Zak)은 열 마리의 개와 고양이의 타액을 채취한 후 주인과 10분간 놀게 한 뒤에 다시 타액을 채취하여 옥시토신 수치를 비교했다. 그 결과 개와 고양이 모두 주인과 놀고 난 후 옥시토신 수치가 증가했다. 하지만 개는 무려 57%나 증가했지만, 고양이는 12% 증가에 그쳤다. 실험을 진행한 잭은 "결과만 놓고 보자면, 고양이보다 개가 주인을 5배 정도 더 사랑하는 것으로 보이네요."라는 해석을 남겼다.

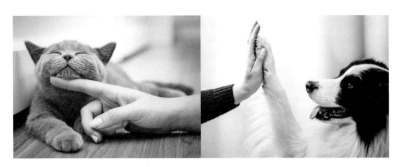

개와 고양이 모두 주인과 교감할 때 옥시토신 수치가 증가한다.

 사람은 배우자나 자녀와 함께할 때 혈중 옥시토신 수치가 보통 40~60% 정도 증가한다. 이것으로 보면 개가 주인을 사랑하는 정도가 약간 더 클지도 모르겠다. 잭은 "개가 이렇게 높은 수치의 옥시토신을 분비하는 것도 놀라운 일이지만, 고양이도 주인과 함께할 때 옥시토신을 분비한다는 사실도 놀랍고 유쾌한 발견이다."라고 말했다. 고양이도 최소한 주인과의 유대감을 느끼고 있다는 증거로 볼 수 있다.

행복 호르몬을 높이는 방법

 도파민, 세로토닌, 엔도르핀, 옥시토신을 일컬어 흔히 '행복 호르몬'[그림 1-3]이라고 부른다. 우리를 기분 좋게 만드는 도파민, 우울한 감정을 줄여 주는 세로토닌, 우리를 행복하게 하고 모르핀과 구조가 비슷해 통증을 줄여 주는 엔도르핀, 상대방에 대해 신뢰, 배려심, 유대감을 갖게 하는 옥시토신. 생활 속에서 행복 호르몬의 분비를 촉진하는 방법은 무엇이 있을까?

첫 번째, 운동은 우리를 건강하게 할 뿐만 아니라 각종 질병으로부터 보호하는 효과가 있다. 운동은 재생과 성장에 필수적인 성장호르몬, 몸의 재활성화와 근육 성장을 돕는 테스토스테론, 혈당 조절과 대사를 돕는 인슐린과 갑상샘호르몬 분비를 촉진한다. 아울러 운동은 뇌에서 행복과 관련된 호르몬인 도파민, 세로토닌, 엔도르핀이 분비되도록 돕는다.

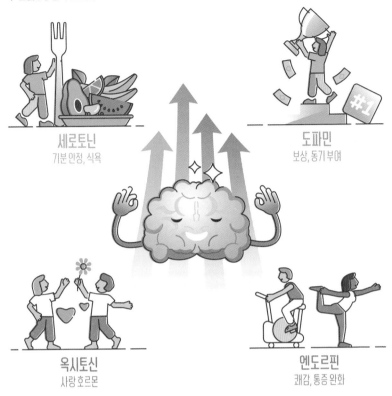

세로토닌
기분 안정, 식욕

도파민
보상, 동기 부여

옥시토신
사랑 호르몬

엔도르핀
쾌감, 통증 완화

두 번째, 여행하기, 마사지 받기, 사랑하는 사람과 시간 보내기 등등 우리를 미소 짓게 하는 활동은 일상 속 스트레스를 줄이고 세로토닌과 엔도르핀의 분비를 증가시키는 데 큰 도움이 된다.

세 번째, 이른 아침이나 저녁 무렵 햇빛을 쬐는 것은 피부에서의 비타민 D 형성을 돕는 효과가 있다. 비타민 D는 뼈 건강과 깊은 관계가 있으며, 그에 더해 세로토닌의 합성을 간접적으로 촉진한다.

네 번째, 연구에 따르면 카카오 함량이 70~85%인 다크초콜릿을 일주일에 1~2회 50~100g 정도 섭취하는 것은 심장병으로 인한 조기 사망을 줄이는 데 도움이 된다고 한다. 또한 다크초콜릿은 스트레스 호르몬인 코르티솔과 에피네프린 분비를 줄이고 엔도르핀 수치를 높이는 효과가 있는 것으로 알려져 있다.

다섯 번째, 필수 아미노산의 하나인 트립토판이 풍부한 음식을 먹으면 세로토닌 분비가 촉진된다. 트립토판은 달걀, 치즈, 생선, 콩, 시금치 등의 음식에 많이 들어 있는데, 이는 행복감을 주는 물질인 세로토닌의 원료로 사용된다.

여섯 번째, 개나 고양이 등 우리에게 애정을 보이는 반려동물과 노는 것은 스트레스 정도를 줄여 주고 세로토닌이나 옥시토신 같은 행복 호르몬의 분비를 증가시킨다.

일곱 번째, 사랑하는 사람과의 포옹과 입맞춤은 엔도르핀, 도파민, 옥시토신 생성을 증가시킨다.

마지막으로 명상은 긴장을 풀고 정신을 집중하는 데에도 효과가 있지만, 스트레스 호르몬인 코르티솔을 줄이고 엔도르핀, 도파민, 세로토닌 그리고 멜라토닌의 분비를 촉진하는 효과가 있다.

하버드대학의 로버트 월딩거(Robert Waldinger)가 1938년부터 수행한 행복에 관한 연구는 완료하기까지 75년이 걸린, 지금까지 시행된 성인 발달 연구 중 가장 오랫동안 행해진 것이었다. 이 연구에서는 724명의 자원자뿐만 아니라 그들의 배우자와 가족 구성원을 포함하여 총 2,000여 명이 넘는 사람들의 삶을 들여다보았다. 분석 결과에 따르면 다른 사람과의 끈끈한 관계, 건강 그리고 행복 간에는 명확한 연관 관계가 있었다. 가족, 친구, 동료 등 주변 사람들과 질 좋은 관계를 맺고 유지하는 것은 노화를 늦추고 더 건강하고 행복하게 사는 데 분명히 이바지한 것으로 밝혀졌다. 꼭 행복한 일이 있어야만 행복한 것은 아니다. 행복 호르몬을 높이기 위한 우리의 작은 선택과 행동이 우리를 행복하게 만들 수 있다.

모성애와
호르몬

 '지혜의 왕'으로 불렸던 솔로몬에 관한 유명한 일화가
있다. 같은 집에서 같은 시기에 아이를 낳은 두 여성이
있었는데, 한 아기가 죽자 두 여인은 서로 살아 있는 아기가 자신의
아이라고 주장하며 다투게 된다. 아기의 친모를 밝혀내기 위한 솔로
몬의 판결은 "나도 누가 진짜 엄마인지 모르겠으니, 아기를 반으로
갈라 나눠 가져라."였다. 이에 한 여인은 아이를 반으로 갈라서라도
갖겠다고 했으나 다른 한 여인은 깜짝 놀라며 "저는 친모가 아닙니
다. 그 아기를 저 여인에게 주십시오. 제발 아기를 살려 주세요."라고
애원했다. 왕을 속이면 처벌받을 수 있음을 알면서도 아기의 목숨을
구하려고 거짓말한 것이다. 솔로몬은 아기를 걱정하는 이 여인이 진
짜 엄마라고 외친다. 소중한 자식을 지키기 위해 목숨까지 버릴 수
있는 어머니의 맹목적인 사랑의 힘은 어디서 나오는 것일까?

모성 행동의 핵심인 모성애는 '자식에 대한 어머니의 본능적인 사랑'으로, 어머니와 아기의 애착 관계에 필수적인 요소이며 아기의 발육과 정신 건강에 중요한 역할을 한다. 모성 행동은 어류, 파충류, 조류, 포유류에서 공통으로 관찰되는 진화적으로 잘 보존된 행동이다. "우리는 유전자를 보존하고 전달하기 위한 생존 기계일 뿐"이라고 주장한 진화생물학자 리처드 도킨스(Richard Dawkins)는 지구상 모든 생명체의 행동은 유전자가 결정하고, 모성애 역시 어머니라는 이름의 생존 기계가 자식을 돌보도록 프로그래밍 되어 있는 것이라고 말한다. 모성 본능은 정말로 유전자에 각인된 것일까?

모성애를 생물학적으로 설명할 때 빠지지 않는 것이 바로 옥시토신이다. 1909년에 발견된 옥시토신은 시상하부에서 만들어져 뇌하수체 후엽에서 분비되는 호르몬으로, 분만할 때 자궁 수축을 촉진하는 작용이 있어 분만촉진제로 쓰인다. 출산 후에는 유관을 자극해 모유 분출을 도와 아기가 엄마 젖을 잘 먹을 수 있게 한다.^{그림1-4}

동물 연구에 따르면, 옥시토신은 모성 본능과 관련이 있는 것으로 여겨진다. 옥시토신을 투여받은 처녀 염소는 낯선 새끼와도 유대 관계를 맺고, 옥시토신을 투여받은 처녀 시궁쥐는 엄마 쥐처럼 새끼를 돌보는 모성 행동을 보인다. 포유류 중 3~5%밖에 안 되는 일부 일처 동물인 초원들쥐는 옥시토신 수용체가 다른 쥐보다 더 많다는 것이 밝혀졌다. 옥시토신을 모성애와 애착의 호르몬이라고 부르는 생물학적 이유인 셈이다. 사람에게 행해진 옥시토신 행동 연구 결과도 신뢰 및 공감과 관련 있는 것으로 나타났다. 아울러 모자간 및 연

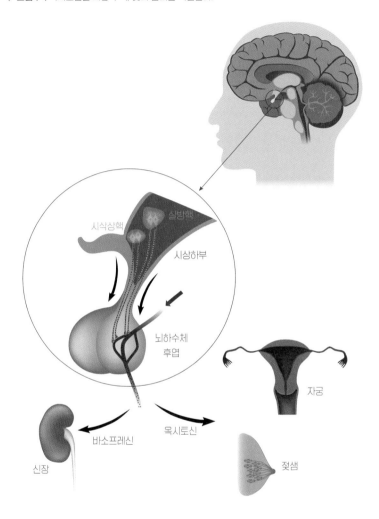

인 간의 유대 관계를 돈독히 하고 발기, 오르가슴 및 사정을 촉진하며 상대방의 마음을 읽는 능력을 향상한다는 보고도 있다.

이러한 옥시토신의 효과는 시장성이 높아서 미국에서는 쑥스러움을 방지할 목적으로 코에 뿌리는 옥시토신 스프레이가 실제로 판매되고 있다. 그러나《크레이지 호르몬》의 저자 랜디 허터 엡스타인은 옥시토신의 효과가 지나치게 과장된 감이 있다고 경고한다. 옥시토신 행동 연구에서 옥시토신은 신뢰와 공감 같은 긍정적 효과 외에 불신, 질투, 인종차별 등과도 관련된 것으로 나타났다. 어떤 연구는 옥시토신이 선별적으로 좋은 감정만 불러일으키는 것이 아니라 '어느 순간 느낀 감정'을 여과 없이 증폭함을 지적한다. 엡스타인은 옥시토신의 작용을 인정은 하지만 아직은 확실한 증거가 나오지 않았다는 것을 강조한다.

2017년 호주 오타고대학교 연구팀은 엄마 젖의 형성을 촉진하는 뇌하수체 전엽 호르몬인 프로락틴도 모성 본능과 관련이 있다는 연구 결과를 제시하였다. 프로락틴 수용체를 제거하여 프로락틴이 작용하지 않게 된 암컷 생쥐는 출산은 정상적으로 할 수 있었으나 출산 후 24시간 이내에 새끼를 내팽개치고 전혀 돌보지 않았다. 이로부터 프로락틴도 옥시토신과 비슷하게 어미와 새끼들 간의 유대감 형성에 어떠한 역할을 하고 있음을 알 수 있다.

보통의 어머니는 다른 아기의 영상을 볼 때보다 자신의 아기 영상을 볼 때 대뇌피질과 변연계의 특정 영역이 활성화된다. 그리고 자기 아이의 웃는 영상보다 우는 영상에 더 강한 반응을 보인다. 이는 모성애를 매개하는 고도로 정교한 신경 기전이 뇌에 존재함을 시사한다. 어머니의 아기에 대한 사랑과 애착을 생물학적으로 설명한다고 해서 그 의미가 퇴색되는 것은 아니다. 모성애란 어머니와 자식 간의 상호작용이 활발할 때 그 의미가 커진다. 어머니의 한없는 사랑은 유아기를 넘어 평생토록 큰 영향을 미치는 고귀한 힘이다.

아버지가 되면
나타나는
호르몬의 변화

 요즘 아버지들은 예전의 아버지들처럼 아내가 출산할 때 담배 피우면서 대기실에서 서성이지 않는다. 아버지가 임신과 출산 과정에 적극 참여하면서 아버지와 아이의 연대감이 더욱 높아졌다. 연구에 따르면 아내의 임신 기간 동안 남편의 호르몬 활동도 변화한다. 아기가 태어날 즈음 아버지의 혈액에서는 프로락틴, 바소프레신, 옥시토신의 수치가 높아지고, 테스토스테론 수치는 낮아진다. 프로락틴이 증가하면 유대감과 애착이 강해진다. '일부일처 호르몬'으로 불리는 바소프레신의 수치가 높아지면 남성은 가족을 보호하고 부성이 강해지는 경향을 보인다. 아버지는 특히 스킨십을 통해 아기와 친밀한 관계를 맺을 때 옥시토신 분비가 증가한다. 높아진 옥시토신은 아버지의 양육 본능을 활성화하고 유지하는 데 중요한 요소로 작용한다. 동물 연구에서 수컷 쥐에게 옥시토신

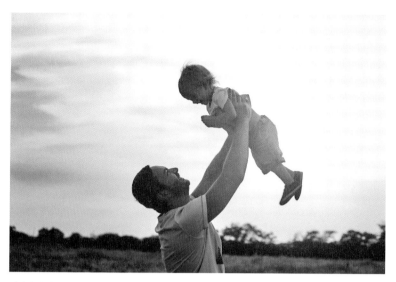
자녀가 태어나면 남성의 호르몬이 변화하여 부성애가 강해진다.

을 주입하자 새끼 쥐를 돌보는 행동은 나타나지 않았으나, 수컷 간의 공격적인 행동이 줄고 경쟁이 감소하는 양상이 관찰되었다. 남성성을 대표하는 호르몬인 테스토스테론의 감소는 부성애의 정도와 관련이 있는 것으로 보인다. 미국 노스웨스턴대학교의 연구팀이 젊은 남성 624명의 테스토스테론 수치를 4년 반 간격으로 측정한 결과, 미혼 남성은 테스토스테론 수치가 12% 줄어드는 데 그쳤으나 기혼 남성은 16%가 줄었고 자녀가 있는 남성은 26%나 줄었다. 특히 자녀가 있는 남성 중에서도 자녀를 돌보는 시간이 긴 남성의 테스토스테론 수치는 자녀를 전혀 돌보지 않는 남성보다 20% 정도 낮게 나타났다. 이러한 호르몬의 변화로 '남성'이 '아버지'가 되어

가는 것이다.

아기가 태어난 후 아버지의 호르몬이 변화하는 것으로 보아 부성애에도 생물학적 근거가 있는 것으로 여겨진다. 이러한 호르몬 활동의 변화로 아버지는 아기에 대한 강한 애착과 유대감을 갖게 되고 아이를 사랑으로 보살피게 된다. 아기는 아버지와의 관계를 통해 어머니와는 다른 양상의 사회적 관계와 애착 관계를 형성하고, 더욱 다양한 사회관계를 맺을 수 있는 토대를 이룬다. 아버지의 양육을 충분히 받은 아이는 어휘력 등의 인지발달이 원활하게 이루어짐을 관찰할 수 있다. 미국 하버드대학교 연구팀에 의하면 아버지가 만 2세 때 책을 읽어 준 아이들은 엄마가 책을 읽어 준 경우보다 어휘 발달 테스트에서 높은 점수를 받았다. 아버지와 자녀가 매일 마주 앉아 책을 읽고 토론하는 이스라엘 유대인의 전통적 교육 방법인 '하브루타(havruta)'에서도 자녀 교육에 있어서 아버지 역할의 중요성을 알 수 있다.

먹는 즐거움과
제대로
잘 먹기

사람이 살아가는 데 필요한 3대 조건인 '의식주' 중 가장 중요한 것은 뭐니 뭐니 해도 '식(食)'이다. 우리는 늘 먹는다. 먹어야만 한다. 음식은 인간 생존에 필수적인 요소이며 먹는 것의 중요성은 아무리 강조해도 지나치지 않다. "You are what you eat!"이라는 말이 있다. 《미식 예찬》이라는 책을 쓴 프랑스의 유명한 미식가인 브리야사바랭(Brillat-Savarin)이 한 말이다. 그는 "당신이 어떤 음식을 먹는지 내게 알려 주면 나는 당신이 어떤 사람인지 얘기해 줄 수 있다."라고 말했다. '당신이 먹는 것은 곧 당신 자신'이라는 얘기다. 이 말은 다음과 같이 바꿀 수도 있다. "We become what we eat!" 즉, 우리는 우리가 먹는 대로 된다는 얘기다. 그만큼 먹는 것이 중요하다는 뜻이다.

우리는 음식을 먹음으로써 영양분을 얻기도 하지만 정서적 즐거움을 얻기도 한다. 인간은 즐거우려고 음식을 먹는 유일한 동물이다. 친구들과 함께했던 즐거운 식사 시간은 매우 소중한 추억이 된다. 인생의 반은 먹는 즐거움이라는데, 즐겁게 먹는다면 우리 인생은 좀 더 행복해질 것이다.

우리의 뇌는 살아남기 위해 반복해야 하는 경험을 할 때 그것을 즐거움으로 인식한다. 먹어야 생존할 수 있으므로 우리는 먹는 행위에서 큰 즐거움을 얻도록 진화해 온 것이다. 이는 성공적인 생존을 위해 매우 유리한 본능이다. 우리 조상들은 먹는 즐거움이 있으므로 매일 음식을 찾았는데, 먹는 즐거움은 음식을 구하기 위한 노고를 단숨에 잠재우는 효과가 있었다. 음식을 먹는 것에서 즐거움을 얻지 못했다면, 우리 종족은 일찍이 지구상에서 멸망했을 것이다.

그렇다면 음식을 먹는 행위는 왜 우리에게 즐거움을 줄까? 음식을 먹음으로써 그로부터 보상을 얻기 때문이다. 보상이란 어떤 행동을 했을 때 즐거움을 느끼고, 그 즐거움으로 다시 그 행동을 강화하는 과정이다. 보상은 인간이 살아갈 이유라고 할 수 있다. 우리는 보상이 있으므로 아침에 일찍 일어난다. 보상이 있어서 열심히 공부하고 일을 한다. 심부름하는 어린이는 칭찬이라는 보상 때문에 즐겁게 심부름한다. 보상이 없는 삶은 살아갈 가치가 없는 것이다.

보상을 관장하는 경로는 복측피개부와 측좌핵 사이의 신경 경로인데 '쾌락 경로'라고도 불린다. 이곳에서는 도파민이라는 신경전달물질이 중요한 역할을 한다. 어떤 자극을 받아 쾌락 경로의 도파민이 증가하면 즐겁고 행복한 감정이 유발된다. 뇌는 이 감정을 지속하고 더 큰 즐거움과 행복감을 얻기 위해 적극적으로 그 자극을 찾도록 한다. 음식을 먹는 행위는 뇌의 쾌락 경로를 자극하여 도파민이 분비되고 기분이 좋아진다. 이렇게 음식으로부터 얻는 보상은 인간의 생존에 꼭 필요한 행동인 음식 섭취를 강화한다. 우리는 바람직한 보상을 얻으면 그 행동을 더 하게 되는데, 이를 '긍정적 강화'라고 하며 음식 섭취는 긍정적 강화의 한 형태이다.

음식 섭취로부터 얻는 보상이 음식마다 비슷한 것은 아니다. 모든 음식은 쾌락 중추를 자극하지만, 특히 더 효과적으로 이를 자극하여 도파민을 증가시키는 음식은 설탕, 소금, 지방이 절묘하게 조합된 가공식품이다.《과식의 종말》의 저자 데이비드 케슬러는 도파민 수치를 특히 더 높이는 것이 가공식품이라고 지적한다. 식품 산업은 달고, 짜고, 기름진 가공식품을 만들어 소비자에게 판매하고, 이를 먹은 소비자는 쾌락 중추가 자극되는 경험을 하게 된다. 이 달콤한 경험을 잊지 못한 소비자는 또다시 그 가공식품을 찾게 되고, 이는 쾌락 경로의 교란을 유도해 과식과 음식 중독에까지 이를 수 있다는 것이다. 박용우의 《음식 중독》에서는 이렇게 자극이 특히 더 강한 음식을 '쾌미 음식(highly palatable food)'이라고 칭한다. 쾌미(快味)를 주는 음식, 즉 달콤한 쿠키나 아이스크림, 티라미수 케이크는 마냥 먹을 수 있겠지만, 브로콜리나 당근을 폭식하는 경우는 거의 없다.

정상적인 상황에서는 음식을 충분히 섭취하면 지방세포에서 분비되는 호르몬인 렙틴이 복내측 시상하부(ventromedial hypothalamus)에 신호를 보내 도파민 분비를 억제한다. 즉, 음식 섭취로부터 얻는 보

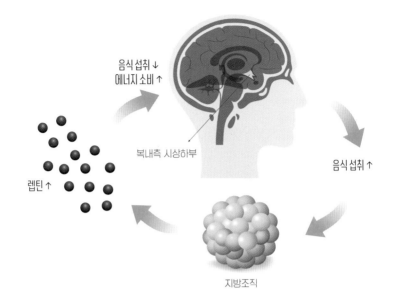

✦ **그림 1-5** 시상하부에서 이루어지는 렙틴에 의한 식욕과 에너지 균형 조절 과정

음식 섭취↓
에너지 소비↑

복내측 시상하부

음식 섭취↑

렙틴↑

지방조직

상이 줄어들어 숟가락을 내려놓고 그만 먹게 된다.그림 1-5 하지만 렙틴 저항성이 생겼다면 쾌락 중추에서 도파민이 제거되지 않아 더 먹고 싶은 충동을 계속 느끼게 되어 우리를 과식으로 유도할 수 있다. 인슐린도 마찬가지로 쾌락 중추의 도파민을 제거하는 작용이 있다. 식사하면서 인슐린 수치가 상승하면 도파민이 감소하고 음식으로부터 얻는 보상이 줄어든다. 이것 역시 우리를 과식으로부터 보호하는 장치라고 할 수 있다. 하지만 인슐린 저항성이 생겼다면 이는 렙틴 저항성으로 이어지고 쾌락 중추에서 도파민이 제거되는 것을 막는다. 충분히 먹었지만 부족하다고 느껴 더 먹게 한다. 이런 현상을

쾌락 경로가 교란되었다고 표현한다. 비슷한 자극을 얻으려면 더 큰 자극이 필요하다. 그리하여 쾌락 중추를 더 강하게 자극할 수 있는 고당분, 고지방의 정크푸드와 패스트푸드를 더 탐하게 되는 것이다. 쾌락 경로의 교란은 우리를 과식으로 유도하고 비만에서 헤어나지 못하게 한다.

KBS 〈1박 2일〉이라는 프로그램에서는 출연자들이 복불복 게임을 하여 1등은 진수성찬을 받지만, 진 팀은 별로 먹지를 못한다. 하지만 엄청난 양의 음식을 먹은 1등이 반드시 행복한 것은 아니다. 뷔페식당에서 평소 먹던 것보다 엄청나게 많은 양을 먹고 나서 "배불러 죽겠어." 하고 움직이지도 못하는 사람들을 흔히 보는데, 이런 것은 제대로 먹었다고 할 수 없을 것이다. 제대로 잘 먹기란 매우 중요한 일이다.

행복은
성적순이 아니라
수면 시간순

 우리는 모두 일주기 리듬(circadian rhythm)에 맞춰서 산다.
일주기 리듬이란 24시간을 주기로 나타나는 생화학적,
생리학적 또는 행동학적 흐름을 말한다. 우리의 인지 기능, 신진대
사, 수면-각성 주기 등 여러 생체 기능이 일주기 리듬을 따른다. 솔
방울샘에서 만들어지는 멜라토닌은 일주기 리듬을 따르는 수면 유
도 작용을 지닌 밤의 호르몬이다. 한낮의 햇빛 아래에서 멜라토닌
분비는 억제되고 어두워지면 분비가 증가하여 수면을 유도한다. 반
면 스트레스 호르몬인 코르티솔은 잠에서 깨어난 후인 오전 6~8시
무렵에 최고 수준으로 증가하여 다가올 스트레스에 대비하도록 한
다. 멜라토닌이 가장 높은 시기인 한밤중은 코르티솔 수치가 가장
낮은 시기이다.^{그림1-6} 아울러 깊은 잠에 빠진 우리 몸에서는 성장호르
몬 분비가 증가하여 세포의 재생과 수리를 돕는다.

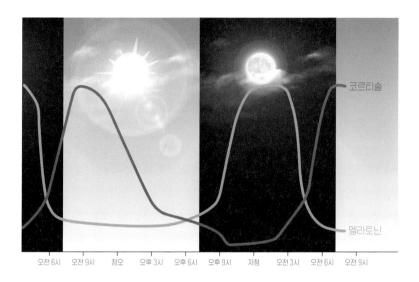

오전 6시　오전 9시　정오　오후 3시　오후 6시　오후 9시　자정　오전 3시　오전 6시　오전 9시

　수면은 겉으로 보기에는 단순하고 정적인 상태로 보이지만, 우리 몸속에서는 많은 일이 일어나고 있는 매우 동적인 상태라고 할 수 있다. 수면은 낮에 소모되고 손상된 신체, 특히 중추신경계를 회복하게 하고 신경계의 성장과 발달에 필수적인 역할을 한다. 면역 체계의 건강 유지와 호르몬 분비의 조절에도 중요한 역할을 한다. 또한 감정의 노폐물을 걸러 정화하는 기능도 있다. 낮에 학습한 정보를 재정리해 필요 없는 것은 버리고 기억을 강화하는 역할을 한다. 불안하고 불쾌한 감정을 꿈과 정보처리를 통해 정화하여 아침에 일어날 때 상쾌한 기분을 갖도록 돕는 감정 조절 기능도 있다.

　잠이 부족하면 쉽게 피로해지고 신경이 날카로워진다. 수면 부족이 만성화돼 불면증이 되면 짜증이 늘고 집중력은 저하돼 일의 능률이 떨어진다. 만성적인 수면 부족에 시달리는 사람들은 당뇨병, 심혈관계 질환 등이 발생할 위험성이 커진다. MRI로 뇌를 찍어 보면 해마다 뇌 부피가 감소함을 관찰할 수 있고 치매 발생률도 높다. 수면 부족은 배고픔 호르몬인 그렐린의 증가를 부른다. 반면 포만감을 느끼는 데 관여하는 호르몬인 렙틴은 감소하여 이로 인해 음식 섭취량이 늘어나기 쉽다. 수면이 부족한 사람은 체질량 지수(body mass index, BMI)가 높을 가능성이 큰 것이다.

문제는 현대인의 수면 시간이 해마다 짧아지고 있다는 것인데, 이는 청소년층에서 특히 더 현저하게 나타난다. 미국 국립수면재단 (National Sleep Foundation)이 권고한 최소 적정 수면 시간인 8시간을 채우지 못하는 서울 지역 중고생의 비율이 75%일 정도로 우리나라 청소년의 수면 부족은 심각한 수준이다. 청소년기 수면의 질은 삶의 만족도와 밀접한 관련이 있다. 좋은 수면은 일상의 기억을 보다 긍정적으로 재구성하도록 도와 결과적으로 삶의 만족도를 높이는 데 이바지한다.

〈서울 지역 중학생의 우울 증상과 수면 양상과의 관계〉(이상섭·김봉년·박수빈·박민현, 《신경정신의학》, 대한신경정신의학회, 2017)라는 논문에 따르면, 수면 부족으로 인한 주간졸림증(daytime sleepiness)이 있는 학생이 절반에 가까웠고, 우울증이 생길 확률은 2배 이상 높았다. 2021년 기준, 우리나라 어린이·청소년의 주관적 행복 지수는 OECD 주요 국가 22개국 가운데 최하위였고, 자살은 9년 연속 청소년 사망 원인

1위였다. 또 다른 연구에 따르면, 적정량의 잠을 자는 청소년의 비율은 중학교 1학년 때 25.4%에서 고등학교 3학년이 되면 1.8%로 급감한다. 전체 청소년의 90% 정도는 만성적인 수면 부족에 시달리는 것이다.

예전에는 하루에 4시간만 자면서 공부하면 합격하고 5시간 자면 떨어진다는 '4당 5락'이라는 말이 있을 정도로, 잠을 줄여서라도 공부에 매진하라는 말을 많이 했었다. 그러나 이 생각은 매우 어리석은 판단이다. 미국 매사추세츠공과대학교 학생들을 대상으로 한 연구에 따르면, 평균 수면 시간이 적은 학생은 수면 시간이 많은 학생보다 성적이 떨어졌다. 수면은 무의미하게 보내는 시간이 아니다. 깨어 있는 동안 쉴 새 없이 움직인 뇌에 휴식을 허하는 소중한 시간이다. 잠자는 시간은 또 하나의 학습 기간이며 우리의 기억을 더 세밀하게 다듬는 과정이다.《수면 혁명》의 저자 아리아나 허핑턴의 말처럼 "행복과 성공의 시작은 숙면"이라고 할 수 있다. 적절한 수면은 우리를 행복으로 이끄는 지름길이다.

우리가
살찌는 이유

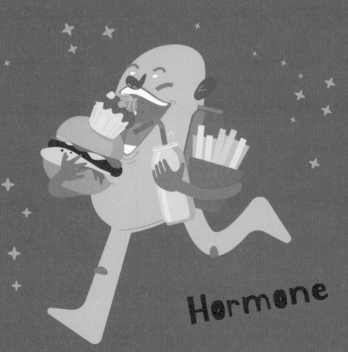

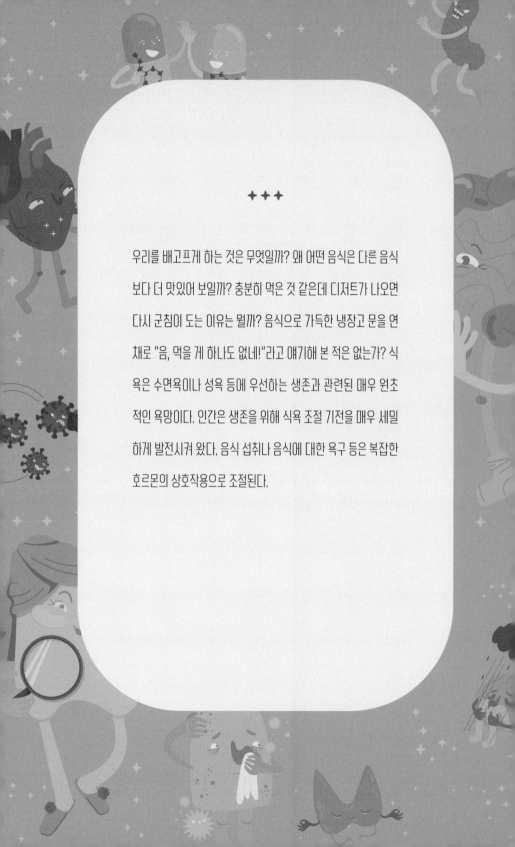

✦✦✦

우리를 배고프게 하는 것은 무엇일까? 왜 어떤 음식은 다른 음식보다 더 맛있어 보일까? 충분히 먹은 것 같은데 디저트가 나오면 다시 군침이 도는 이유는 뭘까? 음식으로 가득한 냉장고 문을 연 채로 "음, 먹을 게 하나도 없네!"라고 얘기해 본 적은 없는가? 식욕은 수면욕이나 성욕 등에 우선하는 생존과 관련된 매우 원초적인 욕망이다. 인간은 생존을 위해 식욕 조절 기전을 매우 세밀하게 발전시켜 왔다. 음식 섭취나 음식에 대한 욕구 등은 복잡한 호르몬의 상호작용으로 조절된다.

배고픔과 식욕은 어떻게 다른가?

 '배고픔'과 '식욕'은 혼용되는 경우가 흔하지만, 실제로는 차이가 있는 용어이다. 배고픔과 식욕을 제대로 이해하면, 우리는 배고픔과 배부름 신호를 잘 조율할 수 있을 것이다.

배고픔은 음식에 대한 우리 몸의 생리적인 욕구를 말한다. 우리가 먹을 필요가 있다는 것을 우리에게 알려 주는 몸의 방식이다. 혈당 수치가 일정 수준 아래로 떨어지고 위가 비면, 위장관의 세포에서 배고픔 호르몬이라 불리는 그렐린이 분비된다. 그렐린은 위산 분비와 위장의 운동을 증가시킨다. 배가 고파지는 것이다. 아울러 그렐린은 음식으로부터 얻는 보상을 증가시키는 작용도 한다. 우리는 살아남기 위해 그리고 항상성 유지를 위해 먹어야 한다. 따라서 사람은 먹는 것에서 큰 즐거움을 느끼도록 진화했다. 만약 먹는 행위가 즐겁지 않고 몹시 괴로운 것이었다면 우리는 지금까지 살아남지 못했을

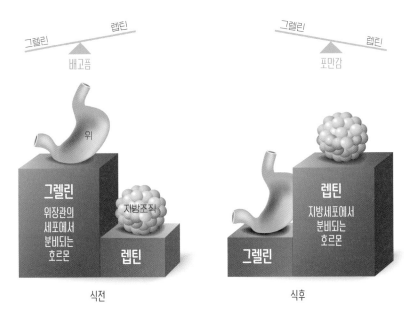

그렐린과 렙틴

것이다. 많은 사람이 먹는 것을 좋아하는 이유이기도 하다. 음식이 들어오고 위가 늘어나면 그렐린 분비가 멈추고 뇌에 신호를 보내 더는 배가 고프지 않음을 알린다. 즉, 배고픔은 항상성을 유지하고 우리의 활동에 필요한 에너지를 공급하는 데 중요한 역할을 한다.

식욕은 외부의 신호로 인해 음식을 섭취하고자 하는 욕구이며, 반드시 먹고자 하는 생리적 욕구 때문에 생기는 것은 아니다. 음식을 보거나 냄새를 맡거나 생각하는 것 모두 식욕을 돋우는 원인이 될 수 있다. 부엌에서 맛있는 음식 냄새가 풍겨 올 때, 또는 뷔페에서 배불리 먹고 난 후에도 좋아하는 디저트가 새로 나오면 식욕이 증가한 경험이 있을 것이다. 생리적인 배고픔이 있더라도 스트레스와 같은 외부 요인으로 인해 식욕은 감소할 수 있다.

시상하부,
식욕 조절의
핵심 중추

 다양한 기능을 가진 작은 신경핵들로 구성된 시상하부
(hypothalamus)는 시상(thalamus) 아래, 뇌줄기(brain stem) 위
쪽에 위치하고 크기는 아몬드만 하다.^{그림 2-1} 시상하부는 자율신경계
의 활동 조절, 뇌하수체를 통한 내분비계 활동 조절, 체온 조절, 음식
물 섭취와 수분 대사 조절, 정서와 행동 조절 등에 관여한다. 특히 시
상하부는 우리 몸의 에너지 균형 조절 과정에서 핵심적인 역할을 하
는 중요한 장소이다.

음식물을 섭취한 후의 만족스럽게 배부른 상태 혹은 그 느낌을
포만감(satiety)이라고 표현한다. 포만감을 느끼는 장소가 바로 복내측
시상하부에 위치하는 포만 중추(satiety center)이다. 복내측 시상하부에
전기 자극을 주어 신경조직을 손상하면 포만감을 느끼지 못하고 무
한정 먹게 되어 엄청난 비만이 된다. 시상하부에는 포만감뿐만 아니

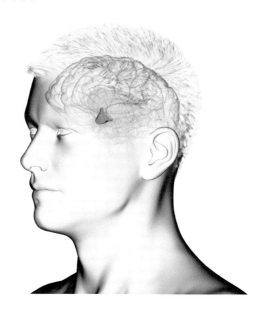

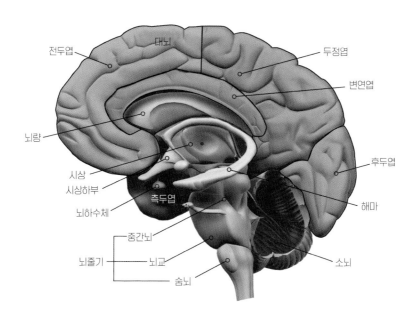

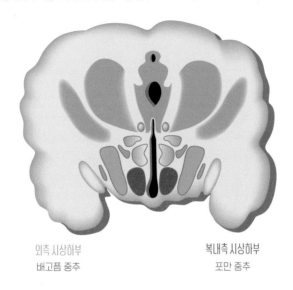

✦ **그림 2-2** 복내측 시상하부에 위치하는 포만 중추와 외측 시상하부에 위치하는 배고픔 중추

외측 시상하부
배고픔 중추

복내측 시상하부
포만 중추

라 배고픔을 느끼는 중추(hunger center)도 있는데, 바로 외측 시상하부 (lateral hypothalamus)이다.^{그림 2-2} 배고픔 중추를 제거하면 배고픔을 느끼지 못하므로 음식 섭취를 거부하여 거식증을 유발한다.

물론 우리의 음식 섭취가 포만 중추와 배고픔 중추 두 곳에서만 조절되는 것은 아니다. 시상하부는 교감신경과 부교감신경 신호, 췌장에서 분비되는 인슐린, 지방세포에서 분비되는 렙틴, 위장관에서 분비되는 그렐린, 펩타이드 YY(peptide YY, PYY), 글루카곤 유사 펩타이드-1(glucagon-like peptide-1, GLP-1) 등과의 복잡한 상호작용을 통해 음식 섭취를 세밀하게 조절한다.

에너지 균형은 우리의 생존이 달린 절박한 문제라고 할 수 있다.

우리 인간은 에너지 균형의 조절을 위해 엄청나게 복잡한 기능을 발전시켜 왔다. 그 기본 전략은 매우 간단하다. 우리 몸에 들어온 에너지를 잘 저장하고 지키는 것이다. 에너지를 가장 효율적으로 저장하는 세포는 지방세포이다. 지방세포를 효과적으로 형성하는 전략을 잘 발전시켜 온 것이 바로 에너지 균형을 유지하는 핵심 전략이다.

렙틴의
발견

 렙틴은 지방세포에서 만들어지는 호르몬이다. 체중이
늘면서 지방세포가 커지면 렙틴 분비가 증가한다. 증가
한 렙틴은 복내측 시상하부의 포만 중추에 신호를 보내 식욕을 억제
한다. 체중이 늘었으니 인제 그만 먹으라는 신호를 보내 우리를 덜
먹게 하는 것이다. 그리고 에너지 소비를 증가시킨다. 우리 몸의 에
너지 균형을 유지하는 아주 훌륭한 되먹임 기전(feedback mechanism)이
라고 할 수 있다. 그 외에 렙틴은 생식 기능도 조절한다. 따라서 렙틴
이 결핍된 생쥐에게서는 불임이 관찰된다.

렙틴은 1994년 록펠러대학교의 제프리 프리드먼이라는 학자가
발견했다. 그는 엄청나게 뚱뚱한 생쥐를 가지고 비만을 연구하고 있
었다. 이 쥐는 비만인 상태를 뜻하는 단어 'obese'를 따서 'ob/ob 생
쥐'그림 2-3라고 불렸는데, 일반 쥐에 비해 엄청나게 먹어댔고 활동량은

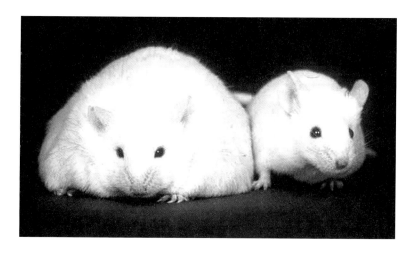

현저히 적었다. 움직임이라곤 먹이를 찾아 뒤뚱뒤뚱 기어가는 것뿐
이었다. ob/ob 생쥐는 시상하부에 포만감 신호를 보내는 유전자가
결핍된 것으로 밝혀졌다. 프리드먼은 이 유전자에 '마른' 혹은 '날씬
한'이라는 뜻을 가진 그리스어 'leptos'에서 따온 '렙틴(leptin)'이라는
이름을 붙였다. 렙틴이 결핍된 ob/ob 생쥐에게 렙틴을 투여했더니
식욕이 줄고 활동량은 현저히 늘어 체중이 극적으로 줄어들었다. 비
만을 연구하던 학자들은 엄청나게 흥분했다. 렙틴에 관한 연구 결과
가 발표되던 학회장에는 입추의 여지가 없을 정도로 많은 사람이 몰
려들었다. 비만 연구에 서광이 비쳤다고 얘기하는 사람들도 있었다.
제약회사 암젠은 임상실험도 하기 전에 렙틴의 특허권을 3,000만 달
러에 사들였을 정도였다.

렙틴
저항성

 정말로 뚱뚱한 사람에게 렙틴을 투여하면 살이 빠질까? ob/ob 생쥐처럼 비만한 사람이 만약 렙틴이 부족해서 살이 찐 것이라면 렙틴 투여 시 아주 효과적으로 살이 빠질 것이다. 실제로 렙틴 유전자 돌연변이가 생겨 렙틴이 만들어지지 않는 어린이에게 렙틴을 투여하니 체중이 빠르게 줄어들었다. 끝없이 먹어대던 식욕이 감소했고 몸을 움직이기 시작했으며 사춘기도 정상적으로 시작했다. 하지만 렙틴 연구는 대부분 실망스러운 결과를 보였다. 렙틴 투여에 효과를 보인 비만인은 얼마 되지 않았던 것이다. 그 이유는 무엇일까?

렙틴은 피하 지방에서 만들어지는 호르몬으로, 피하 지방이 증가하면 렙틴도 증가한다. 체지방량이 증가한 뚱뚱한 사람은 렙틴을 많이 분비하는 것이다. 렙틴 결핍으로 살이 쪘던 ob/ob 생쥐나 렙틴 유전자 돌연변이를 가진 사람과는 다른 상황이라고 할 수 있다. 문제는 렙틴이 선천적으로 결핍된 사람은 전 세계적으로 수십 명에 불과할 뿐이라는 것이다. 대부분의 비만한 사람은 체지방 증가에 따라 렙틴 농도의 증가세를 보인다. 즉, 렙틴이 넘치고도 남을 정도로 풍부한 것이다. 그런데 왜 식욕이 줄어들지 않을까? 렙틴은 충분히 분비되었지만, 렙틴이 시상하부에 신호를 적절히 전달하지 못하는 상황이 생겨 뇌에서는 렙틴이 부족하다고 느끼는 것이다. 우리 몸의 에너지는 충분하지만, 우리 뇌는 '굶주리고 있다. 배고프다.'라고 느낄 수도 있다. 이를 '뇌 굶주림'이라 표현한다. 이 상황에서 우리 몸은 에너지 저장을 늘리고 소모는 줄이는 방향으로 작동한다.

인류는 오랜 세월 지구상에 살아오면서 대부분을 수렵-채집인으로 살았다. 농업이 시작된 것은 불과 1만여 년 전의 일이다. 풍요와 빈곤의 시대를 번갈아 겪었을 것이고, 식량 공급은 안정 상태보다는 불안정 상태일 때가 더 많았을 것이다. 그리하여 인류는 기근 상태에서 살아남기 위한 진화적 적응이 필요했을 것이다. 궁핍한 시기를 헤쳐 나가는 데 도움을 준 호르몬이 바로 렙틴과 그렐린이다. 먹을거리가 많은 시기에는 가능한 한 많이 먹어 남는 에너지는 지방세포에 저장했다. 먹을거리가 부족한 결핍의 시기에는 저장된 지방을 사용하여 필요한 에너지를 충당하게 되는데, 지방조직이 줄어들면 렙틴 농도가 감소한다. 렙틴이 감소하면 우리 몸의 에너지 소비가 줄어들고, 갑상샘호르몬의 작용이 억제된다. 우리 몸의 신진대사를 조절하는 갑상샘호르몬의 감소는 에너지 소모를 최소화하는 효과를 보인다. 반면 배고픔 호르몬인 그렐린은 증가하여 굶주림을 면하기 위해 주변의 초근목피라도 먹도록 한다.

하지만 현대는 먹을거리가 지천으로 널린 시대다. 음식을 사시사철 손쉽게 구할 수 있고 고열량 음식도 엄청 흔해졌다. 우리는 지나친 음식 섭취로 인한 체지방 증가의 위험에 항상 노출되어 있다. 우리 몸의 지방량이 늘어났다는 얘기는 우리 몸에 잉여 에너지가 많다는 것을 의미한다. 남는 에너지는 지방세포에 더 많이 저장되고 지방세포에서는 렙틴을 더 많이 만든다. 렙틴은 시상하부의 렙틴 수용체에 결합하여 그 작용을 나타낸다. 렙틴 농도가 적절한 상황에서는 렙틴에 반응하는 수용체의 수가 적절하게 유지되지만, 렙틴 농도가 오랫동안 지나치게 높은 상황에서는 렙틴 수용체의 민감도가 저하되거나 수가 줄어드는 현상이 나타난다. 렙틴은 충분히 많이 있으나 효율적으로 작용하지 못하는 상황, 즉 렙틴 저항성이 나타나는 것이다. 렙틴 저항성이 생기면 시상하부에서는 음식을 먹어도 적절한 포만감을 느낄 수 없다. 계속 몸의 에너지가 부족하다고 느끼므로 식욕을 억제하기 어려워진다. 문제는 우리의 시상하부는 이렇게 렙틴이 지속적으로 높아진 상황을 거의 경험하지 못했다는 것이다. 렙틴 저항성이야말로 비만 유행의 이유를 밝혀 줄 핵심 열쇠라고 주장하는 사람들이 있다. 만약 렙틴 저항성 문제를 잘 해결한다면 비만 문제 해결에 있어서 획기적인 전기를 마련할 수 있다는 것이다.

우리는 살면서 렙틴이 정상적으로 활동을 멈추는 두 번의 시기를 경험하는데, 하나는 임신이고 또 다른 하나는 사춘기다. 이 시기

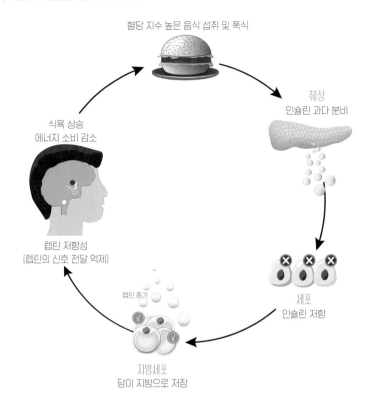

혈당 지수 높은 음식 섭취 및 폭식

췌장
인슐린 과다 분비

식욕 상승
에너지 소비 감소

렙틴 저항성
(렙틴의 신호 전달 억제)

렙틴 증가

세포
인슐린 저항

지방세포
당이 지방으로 저장

에는 지방량, 체중 그리고 렙틴 분비가 증가하지만, 식욕이나 음식 섭취는 줄어들지 않는다. 그 이유는 렙틴 저항성이 있는 고렙틴혈증 상태이기 때문이다. 임신 기간과 사춘기에는 렙틴뿐만 아니라 인슐린 분비의 증가, 즉 인슐린 과잉 상태가 관찰된다. 이는 비만한 사람도 마찬가지라고 할 수 있다.

인슐린 과잉과 렙틴 저항성[그림 2-4]은 아주 밀접한 관련이 있다. 인슐린 수치가 높으면 렙틴 저항성이 발생할 가능성이 커진다. 복내측 시상하부에 만성적으로 인슐린이 증가한 상황에서는 포만 중추에 보내는 렙틴의 신호가 억제된다. 즉, 높아진 인슐린이 렙틴에 대한 억제제로 작용할 수 있다. 현대인의 인슐린 분비 반응은 예전 사람들보다 매우 증가한 상황이고, 전체 비만 인구의 약 80%는 인슐린 과잉을 나타낸다. 렙틴 저항성을 해결하려면 인슐린 수치를 낮춰야 한다. 그런데 문제는 우리가 즐겨 먹는 현대의 음식은 혈당치를 쉽게 올리고 급속한 인슐린 분비를 유도하는 혈당 지수(glycemic index, GI)가 높은 음식이 많다는 것이다.

다이어트를 하면
왜
배가 더 고플까?

 우리는 보통 배고플 때 음식을 먹고, 배가 부르면 수저를 내려놓는 습관을 오랫동안 지키면서 살아왔다. 하지만 현대인은 배가 실제로 고프지 않아도 먹는 경우가 많다. 주변에 널린 우리를 유혹하는 음식점과 엄청난 양의 음식이 진열된 대형 상점, 밖에 나가지 않아도 전화 한 통이면 낮이건 밤이건 집 앞까지 배달되는 맛있는 음식. 예전과 달리 우리는 언제든 음식을 손쉽게 구할 수 있다. 배도 고프지 않은데 수시로 음식을 먹는다면 우리의 체중은 당연히 늘어날 수밖에 없다. 그래서 "이래서는 안 되겠어. 오늘부터 조금만 먹을 거야."라고 결심하며 수시로 절식 다이어트에 돌입하는 사람들을 흔히 볼 수 있다. 그런데 왜 우리는 덜 먹는 다이어트를 하면 더 배가 고플까? 다이어트를 하기 전보다 음식에 대한 갈망이 더 커지는 이유는 무엇일까?

늘어난 체중을 줄이고 스몰 사이즈 옷을 입기 위해 먹는 양을 갑자기 줄인다면 우리 몸에서는 어떤 반응을 보일까? 우리 몸의 렙틴 농도는 체지방이 줄어드는 것보다 급속히 감소하여 렙틴 부족 상태를 초래하는데, 이는 일종의 렙틴 저항성 상태라 할 수 있다. 꾸준히 몸에 들어오던 에너지가 공급되지 않는 비상 상황에 대처하기 위해 에너지 저장을 늘리고 에너지 소모는 줄이는 반응을 보인다. 이것은 우리가 조상으로부터 물려받은 절약 유전자의 특성이다. 렙틴과 반대 작용을 하는 그렐린은 증가하여 식욕이 폭발하고, 전에는 눈길도 가지 않았던 음식이 맛있어 보이게 된다. 주체할 수 없는 식욕 때문에 다이어트는 실패할 가능성이 훨씬 더 커진다.

다이어트에 성공했다고 해서 안심할 것은 아니다. 호르몬의 변화는 오랫동안 계속된다. 열량 제한 다이어트 후의 호르몬 변화를 알아본 호주 멜버른대학교 연구팀에 따르면, 피실험자들은 평균 10% 정도의 체중 감량에 성공하고 난 후 1년 동안 포만감 호르몬인 렙틴 농도는 35% 감소했지만 배고픔 호르몬인 그렐린은 계속해서 높아지는 변화를 보였다. 이들은 체중이 감소하는 동안에도 지속적인 식욕의 증가를 경험했으며, 감량 후 1년이 지났어도 여전히 배고픔을 느낀다고 답했다. 만약 다이어트를 끝내고 예전의 식단으로 돌아간다면, 우리 몸은 계속 절약 모드에 있으므로 같은 양을 먹어도 전보다 더 효율적으로 에너지를 저장하게 된다. 체중은 줄이기도 어렵지만 줄인 체중을 유지하는 것이 더 힘든 이유라 하겠다.

먹방을 자주 보면
진짜
확찐자가 될까?

코로나19 팬데믹 이후 사람들이 집에 머무는 시간이 늘어나면서 생긴 현상 중 하나는 살이 급격히 찐 일명 '확찐자'의 증가가 아닐까? 대한비만학회가 2021년 3월에 실시한 '코로나19 시대 국민 체중 관리 현황 및 비만 인식 조사' 결과에 따르면, 국민 10명 중 4명은 3kg 이상 체중이 증가했다. 특히 30대 여성 2명 중 1명은 체중이 늘었다고 답했다. 코로나19 발생 이후 영상 시청이 크게 늘었고, 특히 '먹는 방송(먹방)' 시청이 많이 늘었다고 한다. 정말 먹방을 자주 보면 과식을 하게 되어 우리를 비만으로 이끌게 될까?

20세 이상 성인의 대부분은 인터넷 개인 방송을 시청한 경험이 있고, 그중 가장 선호하는 콘텐츠는 먹방으로 나타났을 정도로 먹방은 높은 인기를 자랑한다. 가장 원초적 행위 중 하나인 먹는 행위를 남이 보는 앞에서 한다는 것은 사실 상당히 부끄러울 수도 있는 일인데, 이제 먹방은 하나의 문화가 되었다. 먹방이 발전해서 요리하는 방송인 '쿡방'까지 나왔고, 특히 남자들이 멋진 요리 솜씨를 발휘하면서 일종의 쇼를 펼친다. 이런 먹방과 쿡방이 인기를 끄는 이유는 무엇일까?

우선 먹방은 다이어트에 시달리느라 마음껏 먹지 못하는 현대인들에게 일종의 대리 만족을 줄 수 있다. 나는 못 먹는데 남들이 대신 마음껏 먹어 주니, 보면서라도 위안을 얻는다는 얘기다. 또한 1인 가구 증가와도 관련이 있다. 우리나라의 1인 가구 비율은 최근 급속도로 증가하고 있는데, 이와 더불어 혼자 밥을 먹는 혼밥족이 늘고 있다. 혼자 먹기는 심심하니까 먹방을 보면서 같이 먹는 것이다. 먹으면서 외로움을 덜 느끼니 일종의 친구라고도 할 수 있다. 영국 BBC의 한 기자는 우리나라 먹방 문화에 대해서 촌철살인의 멘트를 남겼다. 그는 기사에서 우리나라의 먹방을 "외로운 한국인들의 사이버 파티"라고 표현했다. 그야말로 절묘하지 않은가. 이렇게 먹방의 증가는 우리나라 1인 가구 혹은 혼밥족의 증가라는 약간은 슬픈 현실과 맞닿아 있다고 하겠다.

그런데 "먹방이 과연 불필요한 허기와 과식을 유도하고 아울러 비만에까지 이르게 할 수 있을까?"라는 논란이 있다. 성인을 대상으로 한 먹방에 관한 대규모 연구는 아직 없었으나, 성인들은 대부분 기분 상태나 환경에 따라서 먹는 양이 달라지는 경향이 있다. 따라서 먹방을 봤다고 해서 곧장 식욕이 증가하거나 먹는 양이 늘지는 않지만, 먹방 시청 시간에 따라 그 영향이 달라지는 것으로 보인다.

2021년 전남대학교 식품영양학부 정복미 교수팀이 발표한 '20세 이상 성인의 먹방 시청 시간에 따른 식행동 비교 연구'에 따르면, 주당 먹방 시청 시간이 7시간 미만인 사람보다 14시간 이상인 사람의 체중이 더 많이 나가는 것으로 나타났다. 또한 주당 먹방 시청 시간이 7시간 이상인 남성과 14시간 이상인 여성의 평균 체질량 지수는 과체중 상태였다. 주당 먹방 시청 시간이 긴 사람은 정제된 탄수화물과 육류에 대한 높은 기호도를 보였지만 시청 시간이 짧은 사람은 채소나 과일류를 선호했다.

반면 어린이는 먹방의 영향을 즉각적으로 받는다고 한다. 영국 리버풀대학교 '식욕 및 비만 연구소'의 애나 콧츠 연구팀은 유튜브나 소셜 미디어 등을 통해 먹방이 어린이의 식습관에 미치는 영향을 알아보았다. 9~10세 어린이 176명을 모아서 A그룹에는 유명 유튜버가 정크푸드를 먹는 영상을 보여 주었고, B그룹에는 건강한 음식을 먹는 영상을 보여 주었다. C그룹은 먹는 방송이 아닌 다른 영상 방송을 시청하게 했다. 그리고 초콜릿, 젤리 등을 간식으로 주었다. 그 결과 A그룹이 C그룹보다 평균 32%나 더 많은 간식을 섭취했다. 또한 먹는 영상을 본 A와 B그룹은 C그룹보다 총에너지 섭취량이 26% 더 많았다. 즉 10세 안팎의 어린이들은 먹방을 보면 즉시 에너지 섭취가 증가한다는 결론을 얻을 수 있었다.

영국 옥스퍼드대학교 연구팀이 발표한 연구 결과에 따르면 맛있는 음식 사진만 보여 줘도 뇌의 욕망과 관련된 부위의 신진대사가 증가한다. 이를 '보이는 음식의 함정'이라고 이야기할 수 있다. 먹

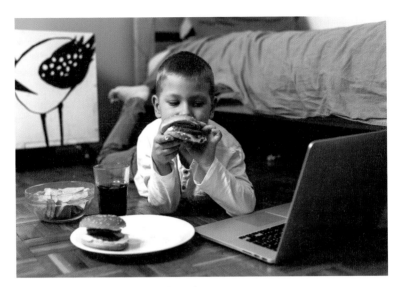

먹방은 아이들의 음식 섭취에 즉각적인 영향을 끼친다.

방을 보면 우리 위에서는 배고픔 호르몬인 그렐린이 분비될 가능성이 있다. 맛있는 음식 냄새를 맡거나 생각만 해도 뇌에서는 췌장에 인슐린 분비를 명령한다. 그래서 별로 허기가 지지 않더라도 눈앞에 음식이 있으면 배가 고파지고 먹고 싶어지는 것이다. 먹방은 우리가 먹는 양에 어느 정도는 영향을 미친다고 할 수 있다.

청량음료는
비만 촉진제인가?

선조들과 비교하여 현대인의 식생활에서 가장 크게 변화한 것 중 하나는 청량음료의 섭취라고 할 수 있다. 우리는 청량음료를 마시면 잠시나마 기분이 상쾌해지고 좋아짐을 경험한다. 그것은 바로 청량음료 속에 포함된 카페인과 설탕 때문이다. 설탕은 뇌의 쾌락 중추에 작용해 도파민을 증가시키고 우리는 즐거움을 느끼게 된다. 문제는 청량음료 속에 든 설탕의 양이 상당히 많고, 청량음료를 마심으로써 손쉽게 설탕을 섭취할 수 있다는 것이다. 세계보건기구(WHO)에서는 하루 총 섭취 열량 중 첨가당이 차지하는 비율을 설탕 약 25g에 해당하는 5% 이내로 제한하라고 권고한다. 코카콜라 350ml 캔 하나에 39g의 설탕이 들어 있으니 이것 하나만 마셔도 WHO의 권장량을 훌쩍 넘기게 된다. 연구에 따르면 가당 음료를 많이 섭취하는 사람은 적게 먹는 사람에 비해 사망률과

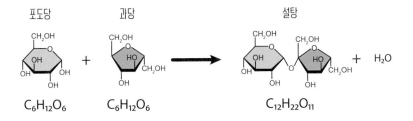

포도당　　　　　과당　　　　　　　　　　설탕

$C_6H_{12}O_6$　　$C_6H_{12}O_6$　　　　　　　$C_{12}H_{22}O_{11}$

암 발생률이 높다.

청량음료 속의 설탕은 왜 문제가 될까? 설탕은 포도당 한 분자와 과당 한 분자로 이루어진 이당류이다.[그림 2-5] 그런데 포도당과 과당은 식욕 조절 호르몬에 미치는 영향이 상당히 다르다. 포도당 섭취가 증가하면 혈당치가 상승하여 췌장에서의 인슐린 분비를 자극한다. 지방세포에서는 식욕을 억제하는 렙틴의 분비를 증가시키고, 위에서는 배고픔 호르몬인 그렐린의 분비를 억제한다. 즉, 포도당 섭취로 인해 식욕 억제 호르몬은 늘어나고 식욕 증가 호르몬은 줄어드는 셈이다. 이렇게 포도당은 정상적인 식욕 조절 기전을 잘 유지하는 데 이바지한다. 그러나 과당은 인슐린 반응을 촉진하지 않는다. 렙틴 분비도 증가하지 않는다. 아울러 과당을 섭취해도 그렐린의 감소가 나타나지 않는다. 포도당과는 다르게 식욕 조절 기전의 교란을 초래할 수 있는 것이다. 실제로 식사 전 가당 음료를 마셔도 포만감을 느끼는 데 필요한 고형 음식의 양은 줄어들지 않는다. 열량만 추가로 제공하는 꼴이라고 할 수 있다.

음식의 종류가
포만감을
결정한다

 포만감이란 '넘치도록 가득 차 있는 느낌', 즉 음식을 배부르게 먹었을 때의 느낌을 말한다. 그런데 음식과 다량 영양소의 종류에 따라서 우리가 느끼는 포만감은 충분히 달라질 수 있다. 같은 양을 먹어도 어떤 음식은 매우 배부르지만 다른 음식은 그렇지 않아서 과식할 위험이 클 수 있다는 것이다. 예를 들어 500*kcal*의 아이스크림을 먹었을 때와 500*kcal*의 브로콜리나 삶은 달걀을 먹었을 때 우리가 느끼는 포만감은 분명히 다를 것이다. 어떤 음식을 택하느냐에 따라서 우리가 섭취하게 되는 총열량이 달라질 수 있다.

포만감 지수(satiety index, SI)란 음식 섭취 후 배고픔의 감소, 배부름의 증가, 다음 몇 시간 동안 열량 섭취의 감소 정도를 수치화한 것으로 적게 먹어도 빨리 배부른 정도를 알 수 있다. 포만감 지수가 낮은

✦ **그림 2-6** 《셀 메타볼리즘》에 수록된 초가공식품 섭취가 과잉 열량 섭취와 체중 증가를 초래한다는 내용의 논문

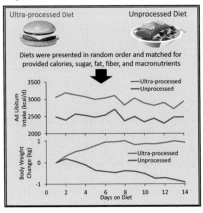

음식을 먹으면 더 쉽게 배가 고파져서 결국 많이 먹게 되지만, 포만감 지수가 높은 음식을 먹으면 덜 먹게 되어 체중을 줄일 수 있다. 삶은 감자의 포만감 지수는 크루아상보다 무려 7배나 더 높다. 포만감 지수가 높은 음식에는 삶은 감자 외에 쇠고기, 달걀, 콩, 과일 등 가공을 덜 한 식품이 속한다. 반면 포만감 지수가 낮은 음식에는 도넛과 케이크 등 가공 정도가 높은 음식이 해당한다. 포만감 지수가 높은 음식을 주로 먹는다면 식사량은 저절로 줄어들어 체중 걱정을 크게 하지 않아도 될 것이다.

실제로 이를 입증한 연구가 2019년 국제학술지《셀 메타볼리즘 (Cell Metabolism)》에 실렸다.[그림 2-6] 이 연구에서는 2주 동안 가공하지 않은 음식을 섭취한 그룹과 초가공식품(ultra-processed food)을 섭취한 그룹 간의 음식 섭취량과 체중 변화를 비교했다. 비가공식품을 먹은 그룹은 초가공식품을 먹은 그룹에 비해 하루 섭취 열량이 508kcal 더 적었다. 2주 후에 몸무게를 측정해 보니 초가공식품을 섭취한 그룹은 1kg 증가했지만 비가공식품을 섭취한 그룹은 1kg이 감소하여 차이는 2kg에 달했다. 단순히 비가공식품을 먹은 것만으로도 덜 먹고 체중은 감소한 것이다. 연구진의 설명에 따르면 이 현상은 비가공식품을 섭취한 그룹에서 배고픔 호르몬인 그렐린은 감소하고 포만감 호르몬인 PYY는 증가한 것과 관련이 있었다. 초가공식품은 대부분 고당분, 고지방 음식이므로 많은 사람이 좋아하는 맛이다. 초가공식품은 포만감 지수가 낮으므로 포만감을 느끼는 데 오래 걸린다. 따라서 우리는 초가공식품을 더 빨리 그리고 더 많이 먹게 된다.

세 번째 이야기

성장호르몬

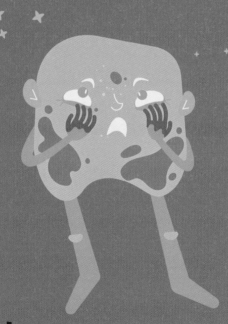

Hormone

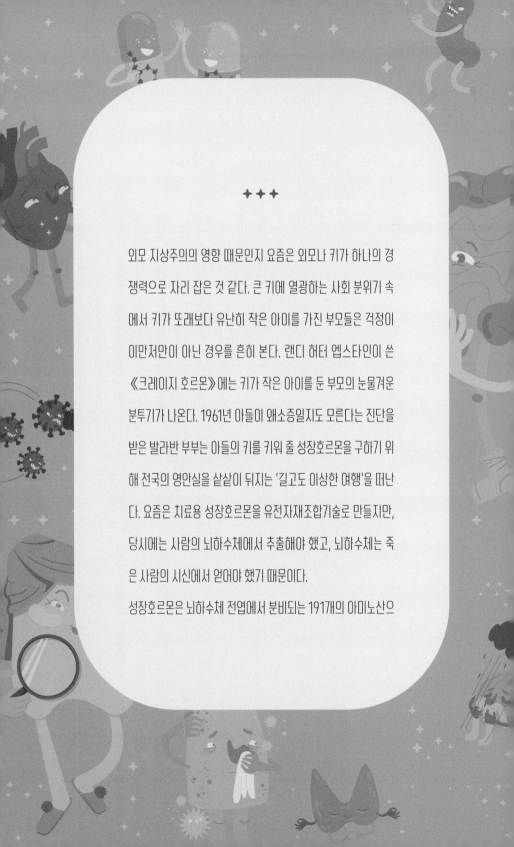

외모 지상주의의 영향 때문인지 요즘은 외모나 키가 하나의 경쟁력으로 자리 잡은 것 같다. 큰 키에 열광하는 사회 분위기 속에서 키가 또래보다 유난히 작은 아이를 가진 부모들은 걱정이 이만저만이 아닌 경우를 흔히 본다. 랜디 허터 엡스타인이 쓴 《크레이지 호르몬》에는 키가 작은 아이를 둔 부모의 눈물겨운 분투기가 나온다. 1961년 아들이 왜소증일지도 모른다는 진단을 받은 발라반 부부는 아들의 키를 키워 줄 성장호르몬을 구하기 위해 전국의 영안실을 샅샅이 뒤지는 '길고도 이상한 여행'을 떠난다. 요즘은 치료용 성장호르몬을 유전자재조합기술로 만들지만, 당시에는 사람의 뇌하수체에서 추출해야 했고, 뇌하수체는 죽은 사람의 시신에서 얻어야 했기 때문이다.

성장호르몬은 뇌하수체 전엽에서 분비되는 191개의 아미노산으로 이루어진 펩타이드 호르몬이다. 성장호르몬은 시상하부 호르몬에 의해 조절되는데, 성장호르몬방출호르몬은 성장호르몬 분비를 촉진하고, 성장호르몬억제호르몬(소마토스타틴)은 성장호르몬 분비를 억제한다. 우리 몸의 성장을 촉진하고 다양한 대사 기능을 가진 성장호르몬에 관해 이야기해 보자.

내 키는
왜 이렇게
작을까?

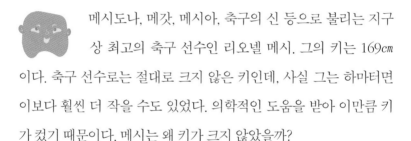 메시도나, 메갓, 메시아, 축구의 신 등으로 불리는 지구
상 최고의 축구 선수인 리오넬 메시. 그의 키는 169cm
이다. 축구 선수로는 절대로 크지 않은 키인데, 사실 그는 하마터면
이보다 훨씬 더 작을 수도 있었다. 의학적인 도움을 받아 이만큼 키
가 컸기 때문이다. 메시는 왜 키가 크지 않았을까?

메시는 어린 시절부터 뛰어난 축구 실력으로 주목을 받았다. 하
지만 열한 살이 되던 1997년 성장호르몬 결핍으로 인한 성장 장애
진단을 받게 된다. 당시에도 또래보다 키가 한참 작았던 메시에게
의사는 성인이 되어도 150cm를 넘지 못할 것이라고 하였다. 축구 선
수로서 치명적인 선고를 받게 된 것이다. 아르헨티나의 경제 파탄으
로 인해 메시의 소속팀도 그에게 제대로 된 성장호르몬 치료를 해
줄 수 없었다. 좌절하고 있던 메시에게 구원의 손길을 내민 사람은

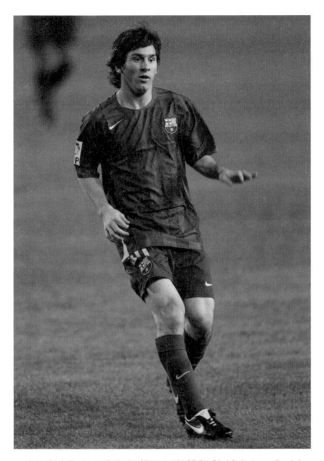

세계적인 축구 선수 리오넬 메시(위키피디아 CC BY-SA 4.0 © Josep Tomàs)

FC 바르셀로나의 기술 이사 카를레스 렉샤흐였다.

일찍부터 메시의 천재성을 알아본 렉샤흐는 구단에 메시의 영입을 적극 추천했다. 하지만 구단 측에서는 메시의 나이가 너무 어리다는 이유로 계약을 망설였는데, 그를 놓칠 수 없었던 렉샤흐는 급한 대로 레스토랑 식탁 위에 있던 냅킨에 계약서를 적었다. 이에 메시가 사인하면서 축구의 역사를 바꾼 기념비적인 냅킨 계약서가 탄생한 것이다. 이 계약으로 바르셀로나 유소년팀 라 마시아에 입단한 메시는 구단의 적극적인 지원으로 열네 살까지 성장호르몬 치료를 받게 되었다. 이 치료 덕분에 메시의 키는 169*cm*까지 자란 것이다.

메시와 같은 성장 장애는 왜 생기는 것일까? 뇌하수체 전엽에서 만들어지는 성장호르몬의 결핍으로 인한 성장 장애는 선천적으로 발생할 수도 있고 뇌하수체 종양이나 염증 등이 원인이 되어 후천적으로 생길 수도 있다. 드물게는 아무런 이유 없이 성장호르몬 분비가 부족할 수도 있다. 메시가 바로 이에 해당한다. 또래와 비교해 발육이 지연되어, 같은 성별을 가진 같은 연령 소아의 키 정규분포상에서 키가 3%(100명 중 작은 쪽에서 3번째) 미만인 경우를 저신장(short stature)으로 정의한다. 각종 검사 결과 정상으로 나온다면 체질성 성장 지연을 의심할 수 있다. 초등학교 저학년일 때는 맨 앞줄에 앉지만, 고학년이 되면서 훌쩍 커버려 또래 아이들과 비슷하게 자라고 최종 성인 신장은 정상인 경우이다.

성장호르몬은 어떻게 메시의 키를 자라게 했을까? 성장호르몬은 근육과 장골(긴뼈)의 성장을 촉진하여 우리 몸의 최종 크기를 결정하는 역할을 한다. 사람의 키는 장골의 뼈몸통과 뼈끝 사이에 있는 얇은 판 형태의 연골인 성장판그림 3-1의 활동으로 좌우된다. 성장호르몬의 신호를 받으면 성장판에 있는 연골세포의 분열이 촉진돼 크고 두꺼워진다. 뼈몸통 쪽 연골조직이 뼈조직으로 바뀌면서 뼈몸통의 길

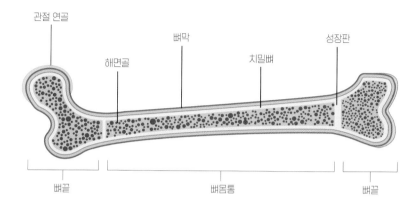

✦ **그림 3-1** 장골의 뼈몸통과 뼈끝 사이에 있는 성장판

관절 연골

뼈막

성장판

해면골

치밀뼈

뼈끝

뼈몸통

뼈끝

이가 길어져 키가 자라게 된다. 즉, 키가 자랐다는 것은 장골이 길어졌다는 것이다. 성장판의 연골세포가 모두 뼈조직으로 바뀌면 더는 뼈가 자라지 않게 되는데, 이를 성장판이 닫혔다고 표현한다. 성장판이 닫히면 키는 더 이상 자라지 않는다. 따라서 성장호르몬 치료는 성장판이 닫히기 전에 해야 한다.

하지만 성장호르몬은 뼈 길이를 직접적으로 증가시키지는 않고, '인슐린유사성장인자-1(Insulin-like growth factor-1, IGF-1)'이라는 호르몬을 통해 간접적으로 작용한다. IGF-1은 성장호르몬의 자극을 받아 간에서 만들어지는 호르몬^{그림 3-2}으로, 성장판 연골세포의 수와 크기를 늘려 뼈 성장을 직접적으로 유도하는 작용을 한다. IGF-1은 '인슐린유사성장인자 결합단백질-3(IGFBP-3)'과 결합하여 성장판에 도달하게 된다. 즉, 키가 자라는 작용은 성장호르몬, IGF-1 그리고

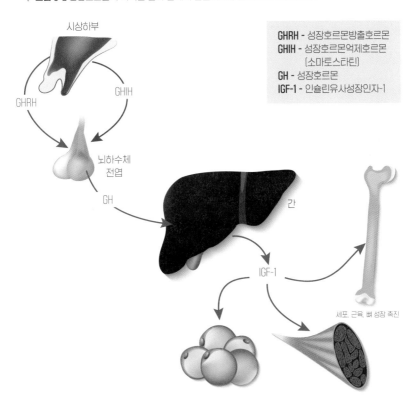

IGFBP-3 등 세 가지 호르몬의 합작품이라고 할 수 있다.

성장호르몬이 정상적으로 분비되는데도 키가 제대로 자라지 않는 경우도 있다. 대표적인 예가 아프리카의 피그미족으로, 피그미족 성인의 키는 보통 130~140cm에 불과하다.[그림 3-3] 성인 피그미족의 성장호르몬 농도는 정상 범위에 있지만, 성장호르몬 결합단백질과 IGF-1의 혈중 농도는 매우 낮다. 유전자 발현 연구에 따르면, 피

✦ 그림 3-3 평균 키가 매우 작은 피그미족

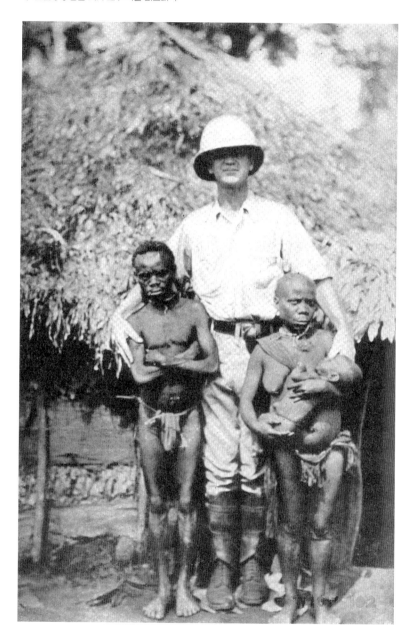

그미족의 성장호르몬 유전자 발현은 1.8배 정도 낮고 성장호르몬 수용체 유전자의 발현은 8배나 낮다. 희귀한 유전 질환인 라론 증후군(Laron syndrome) 환자 역시 이러한 예에 해당한다. 이들은 성장호르몬 수용체의 돌연변이가 발생하여 키가 정상적으로 자라지 않는다. 라론 증후군 환자의 혈중 성장호르몬 농도는 정상 범위이거나 증가하여 있지만, 성장호르몬 신호를 감지하는 수용체의 돌연변이로 인해 성장호르몬 불감증 상태를 보이는 것이다. 흥미로운 사실은 이들이 키는 작은 대신, 암에 걸릴 확률은 극히 낮다는 것이다. 성장호르몬은 암 조직의 성장도 촉진하는데, 성장호르몬 신호 자체를 알아차리지 못하기 때문에 암에 걸릴 가능성이 원천 봉쇄된 셈이다.

"내 이름은 리오넬 메시야. 내 얘기 한번 들어보겠어? 나는 열한 살 때 성장호르몬에 문제가 있다는 걸 알게 됐어. 하지만 난 키가 작은 만큼 더 날쌨고, 공을 절대 공중에 띄우지 않는 나만의 축구 기술을 터득했지. 이제 난 알아. 때로는 나쁜 일이 아주 좋은 결과를 낳기도 한다는 걸 말이야. 불가능? 그건 아무것도 아니야." 리오넬 메시가 2007년 출연했던 아디다스 광고의 내용이다. 메시의 말대로 때로는 좋지 않은 일이 반대로 아주 좋은 결과를 내기도 한다. 마음먹기에 따라서 자신의 단점을 장점으로 바꿀 수 있는 것이다.

잘 자야
잘 큰다

성장호르몬은 종일 일정하게 분비되는 것이 아니라 박동 치듯이 분비되고, 왕성하게 분비되는 시간이 따로 있다. 특히 이른 밤 깊이 잠들었을 때 가장 잘 분비된다.^{그림 3-4} "잠을 잘 자야 키가 잘 큰다."라는 말은 빈말이 아니다. 깊이 자는 아이들은 잠을 잘 못 자는 아이들에 비해 성장호르몬 분비량이 더 많다. 과체중 아동은 수면 장애를 가지고 있는 경우가 많다. 수면 장애로 인한 성장호르몬 분비 저하는 성장 장애를 유발할 수 있음은 물론이고 학습 장애 및 정서 장애 등을 유발할 가능성도 크다.

수면은 얼마나 깊은 잠을 자느냐에 따라 얕은 잠에서 깊은 잠까지 4단계로 나뉘고, 가장 깊은 잠인 4단계 후에는 꿈을 꾸는 시기의 수면, 즉 렘수면(rapid eye movement sleep, REM sleep) 상태가 되어 한 주기를 구성한다.^{그림 3-5} 이 주기는 약 90분 간격으로 하룻밤에 4~5회 정

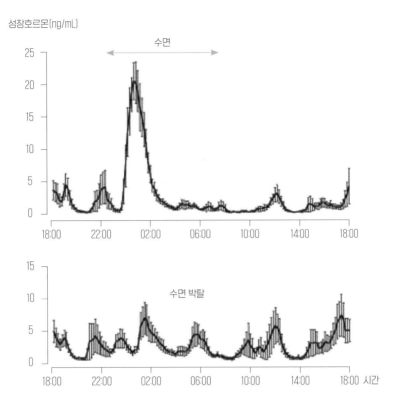

✦ **그림 3-4** 성장호르몬의 분비 양상과 수면 부족의 영향

도 반복된다. 3~4단계의 깊은 잠을 자는 기간을 서파(slow-wave) 수면이라고 하는데, 이때 성장호르몬 분비가 가장 왕성하다. 청년기(16~25세)에는 잠의 19% 정도가 서파 수면에 해당하지만 나이가 들면서 점차 감소하여 중년(36~50세)이 되면 3% 수준으로 떨어진다. 당연히 나이가 들면 성장호르몬 분비도 감소하는 것이다.

그렇다면 얼마나 자야 할까? 11~14세는 9시간, 15~19세는 8.5시

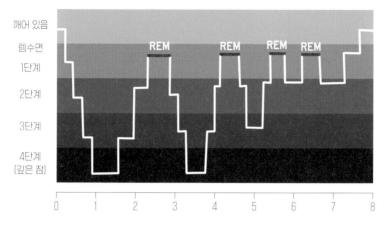

8시간 동안의 수면 주기

간, 20세 이후에는 7~8시간 정도 자는 것이 좋다. 그러나 중요한 것은 수면의 양보다 질이다. 여러 이유로 충분히 자는 것이 어렵다면 숙면을 하게 해야 한다. 잠을 잘 자려면 어떻게 해야 할까? 수면 환경이 어둡고 깜깜할수록 멜라토닌 분비가 많아진다. 멜라토닌은 숙면을 돕고 숙면은 성장호르몬 분비를 활발하게 한다. 따라서 아이를 재울 때는 반드시 불을 꺼야 한다. 잠들기 전에 스마트폰이나 게임을 하는 것도 숙면을 방해하는 요인이다. 그리고 야식, 특히 당분이 높은 음식을 먹는 일도 삼가는 것이 좋다. 야식을 먹으면 혈당치가 상승하고 인슐린 수치가 높아지게 되는데, 인슐린은 성장호르몬 분비를 억제한다. 반면 공복 상태에서는 인슐린은 감소하고 성장호르몬은 증가한다.

어릴 때 찐 살은
나중에 다
키로 갈까?

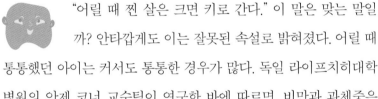"어릴 때 찐 살은 크면 키로 간다." 이 말은 맞는 말일
까? 안타깝게도 이는 잘못된 속설로 밝혀졌다. 어릴 때
통통했던 아이는 커서도 통통한 경우가 많다. 독일 라이프치히대학
병원의 안제 코너 교수팀이 연구한 바에 따르면, 비만과 과체중은
대부분 2~6세에 결정된다고 한다. 연구팀은 0~18세 아동·청소년
5만 1,505명의 체질량 지수를 추적 조사했는데, 비만 청소년의 53%
는 5세 때부터 과체중 또는 비만 상태였다. 또한 3세 때 비만했던 아
이의 90%는 청소년이 되어서도 과체중 또는 비만이었다. 우리나라
에서 시행된 연구도 비슷한 결과를 보였다. 어릴 때 비만하면 초기
에는 성장이 빠른 것 같지만, 성조숙증과 비슷한 양상으로 성장판이
빨리 닫혀 키가 덜 클 가능성이 크다.

소아 비만이 성인 비만으로 이행될 확률이 높은 것은 지방세포

의 특성과 관계가 있다. 어릴 때 살이 찌는 것은 지방세포의 수와 부피가 함께 늘어나는 것이다. 한번 증가한 지방세포는 그 수가 줄지 않고 평생 유지된다. 나중에 살이 찔 공간을 어릴 때 미리 충분히 마련한 것이나 마찬가지다.

성장호르몬은 아이의 키도 자라게 하지만, 지방조직에 저장된 중성지방의 분해를 촉진하여 혈중 지방산 농도를 높이는 역할도 한다. 아울러 근육에 의한 포도당 흡수를 억제한다. 따라서 근육은 성장호르몬의 영향 아래 연료로 포도당 대신 지방산을 주로 사용하게 된다. 성장호르몬은 지방 분해 작용, 즉 지방을 태우는 효과가 탁월한 호르몬이다. 비만한 아이는 성장호르몬 분비가 감소하고 성장호르몬 작용을 억제하는 인슐린 분비는 증가한다. 이러니 아이의 성장은 지연될 수밖에 없다.

오랜만에
만난 친구가
날 못 알아보네요

 2014년 영국 국회의사당 앞에서 열린 기네스북 발매 60주년 기념행사장에서 특별한 손님 두 사람이 역사적인 만남을 가졌다. 터키 출신의 술탄 쾨센(Sultan Kösen, 당시 31세)과 네팔 카트만두 남서부의 작은 마을에 사는 찬드라 당기(Chandra Dangi, 당시 73세)가 그 주인공이었는데, 쾨센은 당시 세계에서 가장 키가 큰 사람이었고, 당기는 가장 작은 사람이었다.그림 3-6 쾨센의 키는 무려 251cm였고, 당기의 키는 겨우 54.6cm에 불과했다. 태어났을 당시 부모의 손바닥 크기만 했던 당기는 앞서 살펴본 메시와 비슷하게 성장호르몬 결핍증으로 인하여 키가 자라지 않은 것이었지만, 쾨센의 키는 왜 이렇게 많이 자란 것일까?

쾨센은 뇌하수체에 생긴 성장호르몬 분비 종양으로 인해 성장기에 성장호르몬이 지나치게 많이 분비되어 키가 계속 자라는 뇌하수

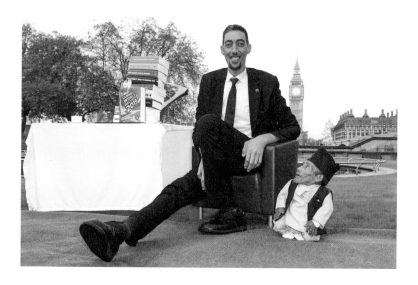

체 거인증(pituitary gigantism) 환자이다. 쾨센은 세계에서 손과 발이 가장
큰 사람이라는 기록도 보유하고 있다. 성장호르몬이 과다 분비되면
성장판을 통한 뼈의 성장이 계속 촉진되어 키가 지나치게 자란다.
사춘기 전후로 증상이 나타나기 시작하고 과다 성장으로 인해 거인
이 되는 것이다. 인류 역사상 최장신으로 기네스북에 기록된 사람은
미국의 로버트 워들로(Robert Wadlow)로, 그의 키는 무려 272cm에 달했
다.그림 3-7 세균 감염 때문에 22세의 나이로 요절한 워들로는 성품이
매우 너그러워 젠틀 자이언트(gentle giant)라고 불렸다.

성장기가 지나 어른이 된 후에 성장호르몬 분비가 과다하면 신
체 말단 부위가 굵어지는 질환인 말단비대증(acromegaly)이 발생한다.

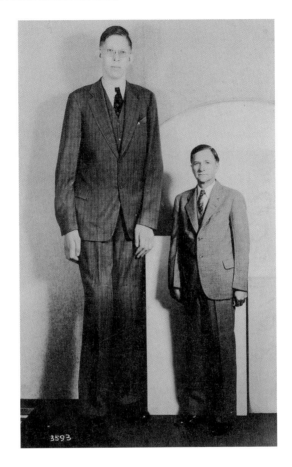

거인증과 마찬가지로 뇌하수체 종양에서 성장호르몬을 과다 분비해 일어나는데, 성장판이 닫힌 상황이므로 키는 더 자라지 않고 눈 위의 앞이마 부분이 튀어나와 쓰던 모자가 잘 맞지 않는다거나 서서히 손발이 커져 반지나 신발이 잘 들어가지 않는 등의 변화가 나타

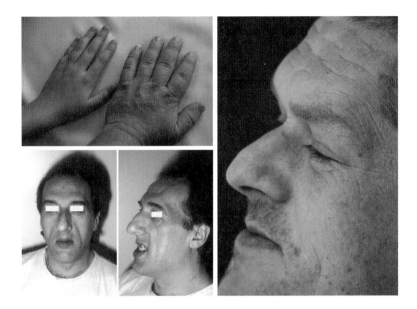

난다. 아울러 턱이 돌출하여 주걱턱 모양이 되고 혀가 커져서 발음이 둔해지고 목소리가 굵어진다.^{그림 3-8} 이렇게 특징적인 생김새의 변화가 나타나지만, 말단비대증에 의한 변화는 수년에서 수십 년에 걸쳐 서서히 일어나므로 초기에는 그 변화를 잘 알아차리지 못할 수도 있다. 자신의 몇 년 전 사진과 비교하거나 동창회에서 오랜만에 만난 친구가 자신을 못 알아보는 등의 변화를 통해 말단비대증이 생겼음을 알게 되는 일도 있다.

1980년대 당대 최고의 미인으로 꼽혔던 청춘스타 브룩 쉴즈는 말단비대증을 앓는 대표적인 유명인으로 알려져 있다. 1984년 로스

앤젤레스 올림픽 농구 은메달리스트인 전 국가대표 농구 선수 김영희와 씨름 천하장사이자 격투기 선수였던 최홍만 역시 말단비대증 환자이다. 말단비대증이 있으면 내장 장기가 거대해지고 심혈관 질환 위험이 커지며 대장암 같은 암 발병 위험도 높아진다. 수술을 통해 뇌하수체 종양을 제거하는 것이 가장 좋은 치료법이다. 뇌졸중, 고혈압, 당뇨병 등의 합병증으로 인해 정상인보다 사망 위험이 3~4배 정도 높아서 조기 진단을 통해 종양을 제거하는 것이 좋다. 완전히 제거하지 못한 종양 조직은 방사선 치료로 제거한다.

성장호르몬은 정말로 '청춘의 샘'일까?

오랜만에 나간 동창회에서 빠지지 않고 등장하는 대화가 있다. "야, 넌 어쩜 하나도 안 늙었니? 예전 그대로네. 젊어 보이는 비결이 뭐야?" 도대체 비결이 뭘까? 누구나 나이를 먹으면 늙는 것이 당연하지만, 노화의 속도는 사람마다 다르다. 누구는 40대여도 60대로 보일 수 있고, 누구는 60대여도 40대로 보일 수 있다. 왜 이런 차이가 생길까? 어쩌면 성장호르몬의 차이 때문일수도 있다. 성장호르몬은 한때 '청춘의 샘'이라고 불릴 정도로 중장년층을 위한 항노화 요법으로 주목받았던 적이 있다.

성장호르몬은 아주 느리게 감소하는 남성호르몬이나 아주 빠르게 감소하는 여성호르몬과는 달리 20대에 최고 수치를 보인 후 10년마다 약 14%씩 서서히 감소하여 60대가 되면 20대의 절반 이하로, 70세가 지나면 20% 이하로 줄어든다. 노인에게서 나타나는 성장호르몬 결핍을 '신체 정지기(somatopause)'라고 한다. 성장호르몬이 부족해지면 갱년기 증상을 비롯한 여러 노화 관련 증상이 나타난다. 노화는 성장호르몬 감소와 매우 밀접한 관련이 있는 것이다. 이에 착안하여 부족한 성장호르몬을 보충해 노화 관련 증상을 개선하고 노화 속도를 늦춰 더 젊게 오래 살고자 하는 시도가 있었다. 정말로 성장호르몬은 잃어버린 내 청춘을 돌려줄 수 있을까?

1990년 《뉴잉글랜드 저널 오브 메디슨(New England Journal of Medicine)》에 60세 이상 노인에게 성장호르몬을 투여한 연구 결과가 발표되면서 성장호르몬을 이용한 항노화 치료가 주목받기 시작했다. 같은 연령대의 사람들보다 성장호르몬 농도가 낮은 사람들을 대상으로 일주일에 세 번씩 6개월간 시행한 성장호르몬 치료는 지방량 감소와 근육량 증가라는 매우 고무적인 결과를 보였다. 이 논문이 발표된 후 여러 매체와 인터넷 등을 통해 성장호르몬의 항노화 효과가 널리 홍보되었고, 일부 항노화 클리닉에서도 성장호르몬을 치료에 사용하였다.

그런데 성장호르몬을 이용한 항노화 치료는 정말로 장기적인 효과가 있을까? 2019년 미국임상내분비학회·내분비학회(AACE·ACE)에서 발표한 '성장호르몬 결핍증 성인 환자 및 소아 청소년에서 성인이 된 환자 관리 가이드라인'에서는 항노화 효과를 목적으로 성장호르몬 치료를 하면 안 된다고 경고했다. 항노화 효과를 목적으로 성장호르몬을 6개월 이상 투여했을 때의 유효성이나 안전성을 확인한 연구는 현재 없다. 아울러 성장호르몬 치료로 인한 부종, 관절통,

제2형 당뇨병, 심장 기능 약화, 두통 등의 부작용도 무시할 수 없는 수준이다.

알려진 바와 달리 성장호르몬을 인위적으로 투여하는 것은 우리가 찾던 불로초라고 할 수는 없다. 그렇다면 성장호르몬 분비를 자연스럽게 높이는 방법에는 어떤 것이 있을까? 첫째, 체지방을 줄여야 한다. 특히 복부 내장 지방을 줄여야 한다. 복부 내장 지방이 많은 사람은 그렇지 않은 사람보다 성장호르몬 수치가 많이 감소해 있다. 둘째, 정제된 탄수화물, 특히 설탕 섭취를 줄여야 한다. 설탕 섭취 증가는 인슐린 수치를 높이고 인슐린은 성장호르몬 분비를 억제한다. 우리가 잠자는 시간은 하루 중 인슐린 농도가 가장 낮은 시기인데, 잠들기 전에 고설탕 음식을 먹으면 인슐린이 밤새 증가한 상황이 된다. 성장호르몬은 한밤중에 가장 많이 분비되는데, 이 시기에 인슐린이 증가해 있다면 성장호르몬 분비를 억제하는 결과를 초래하게 된다. 셋째, 15~30분 정도 적당한 강도의 운동을 하는 것도 성장호르몬 분비를 증가시키는 데 도움이 된다.

람보 하기
참
힘들어요!

성장호르몬의 자극을 받은 세포는 아미노산을 흡수하여 단백질 합성이 증가하고 단백질의 산화반응이 억제된다. 지방세포에서는 중성지방을 분해하여 유리지방산(free fatty acid) 분비를 촉진한다. 아울러 성장호르몬은 근육의 포도당 이용을 억제하는 대신 근육에서 유리지방산을 에너지원으로 사용하게 한다. 이러한 성장호르몬의 작용은 근육량을 늘리고 지방량을 줄이며, 부상으로부터의 회복을 증진하는 작용을 보여 예전부터 성적 압박에 시달리는 많은 운동선수에게 큰 유혹으로 작용했다. 최초로 성장호르몬 도핑 검사에서 양성 반응을 보인 선수는 2009년 영국의 럭비 선수 테리 뉴턴(Terry Newton)이었다. 2003년 마무리 투수로는 드물게 사이 영(Cy Young) 상을 받은 미국 프로 야구 선수 에리크 가녜(Éric Gagné) 역시 성장호르몬을 사용한 것이 들통난 후 몰락의 길을 걸었다.

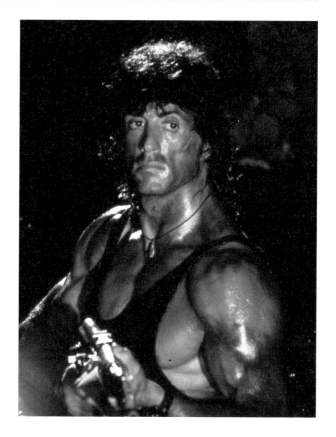

1988년 서울 올림픽 육상 100m 경기에서 세계 신기록을 세우며 우승했던 캐나다 출신 육상 선수 벤 존슨(Ben Johnson)은 남성호르몬과 성장호르몬을 함께 사용했던 선수였다. 성장호르몬의 유혹에 빠진 것은 비단 운동선수만이 아니었다.

록키와 람보로 잘 알려진 액션 스타 실베스터 스탤론.^{그림 3-9} 우람

한 근육질 몸매로 1980년대 스크린을 주름잡았던 그도 세월의 흐름은 거역할 수 없었다. 1946년생인 그는 1988년 〈람보 3〉, 1990년 〈록키 5〉를 끝으로 더는 록키와 람보 시리즈에 출연하지 않았다. 그런데 놀랍게도 스탤론은 60세이던 2006년 〈록키 발보아〉에 출연하며 다시 록키로 돌아왔다. 그의 근육은 한창때와 같이 팽팽했다. 그 비밀이 밝혀진 것은 호주 시드니 공항에서였는데, 세관 직원이 그의 가방에서 처방전이 없는 성장호르몬 앰풀 48개를 발견한 것이다. 적발되고 난 후 그의 변명이 걸작이었다. "성장호르몬은 몸에 활력을 주고 기분도 좋게 만들어 준답니다. 람보 노릇 하기는 정말로 어렵거든요."

성장호르몬 도핑은 잡아내기가 매우 어려운 것으로 유명하다. 그 이유는 성장호르몬의 분비 특성과 관계가 있다. 즉, 성장호르몬은 일정한 양상으로 분비되는 것이 아니라 박동 치듯이 분비되고 한밤중에 많이 분비되며 외부의 영향을 많이 받는다. 비만한 사람은 성장호르몬 분비가 감소한 특징을 보이나, 굶거나 운동할 때는 분비가 증가한다. 젊은 여성은 생리 주기에 따른 분비 변동을 보인다. 만약 검사에서 성장호르몬이 높게 검출되어도 이것이 외부 주입에 의한 것인지 아니면 내부에서 분비가 증가한 것인지 구별하기가 쉽지 않다. 이런 이유로 성장호르몬 도핑 검사는 사용이 금지된 지 15년이 지난 2004년 아테네 올림픽에서야 처음으로 도입되었다.

스트레스와 호르몬

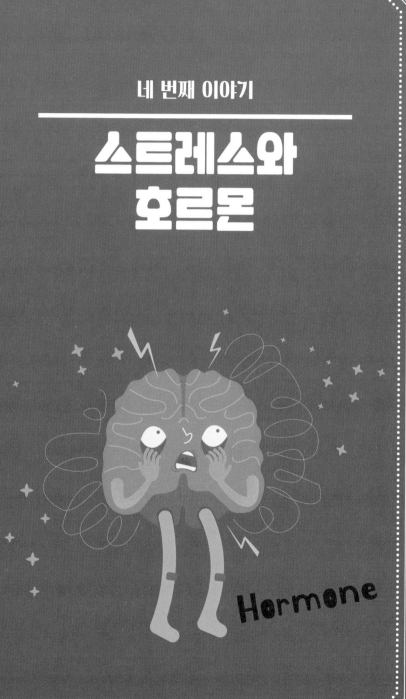

Hormone

+++

현대인은 수많은 스트레스 속에서 살고 있다. 학창 시절 쏟아지는 과제와 시험에 치여 살다가 막상 졸업하고 취업해도 스트레스는 끝나지 않는다. 직장에서 무서운 상사라도 만난다면 스트레스는 배가될 것이다. 결혼하고 아기를 낳으면 만만찮은 육아 스트레스가 기다린다. 코로나19의 장기화로 인한 정신 건강의 악화는 코로나 블루(우울증)라는 신조어까지 낳았다. 스트레스 환경에 노출되었을 때 우리 몸은 생존 가능성을 높이기 위한 반응을 나타낸다. 스트레스 반응은 자율신경계와 내분비계의 협동 작용에 의한 행동 및 호르몬의 변화를 나타낸다. 스트레스를 잘 다스릴 수 있다면 적절한 긴장을 일으키는 스트레스는 생활의 활력소로 작용한다. 그러나 스트레스에 대한 반응이 여의치 않으면 여러 가지 부정적인 상황이 발생할 수 있다. 우리 몸의 스트레스 반응에 관여하는 호르몬인 에피네프린과 코르티솔에 대해 알아보자.

급성 스트레스와
만성 스트레스

 편도체는 우리에게 가해지는 스트레스를 해석하고 처리하는 뇌의 영역이다. 편도체는 두 가지 스트레스 반응 시스템을 작동시키는데,^{그림 4-1} 하나는 교감신경계를 활성화하는 반응이다. 교감신경계는 부신수질(adrenal medulla)에 신호를 보내 에피네프린 분비를 높인다. 에피네프린은 심박수를 증가시키고 혈압과 혈당을 높인다. 에피네프린은 스트레스에 대한 급성 반응성을 높이는 데 도움을 주어, '투쟁 혹은 도피 반응' 호르몬이라 불린다. 예를 들면 맹수에게 쫓긴다거나 길을 가다가 강도를 만난 상황 등인데, 이럴 때 우리 몸이 적절한 반응을 보일 수 있게 하는 것이다.

다른 하나는 편도체-시상하부-뇌하수체-부신피질(adrenal cortex)로 이어지는 시스템으로, 코르티솔의 분비를 높인다. 코르티솔은 혈압을 올리고 혈당을 증가시키는 반응을 나타낸다. 코르티솔은 신속

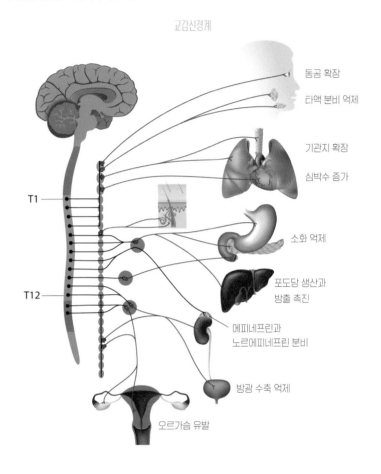

교감신경계

동공 확장

타액 분비 억제

기관지 확장

심박수 증가

T1

소화 억제

포도당 생산과
방출 촉진

T12

에피네프린과
노르에피네프린 분비

방광 수축 억제

오르가슴 유발

한 효과가 나타나는 에피네프린보다 더 장기간의 반응을 보인다. 에피네프린과 코르티솔이 함께 작용하여 스트레스에 적절히 대응하게 하는 것이다.

위험한 상황이 지나가면 호르몬 수치는 정상으로 돌아간다. 심장

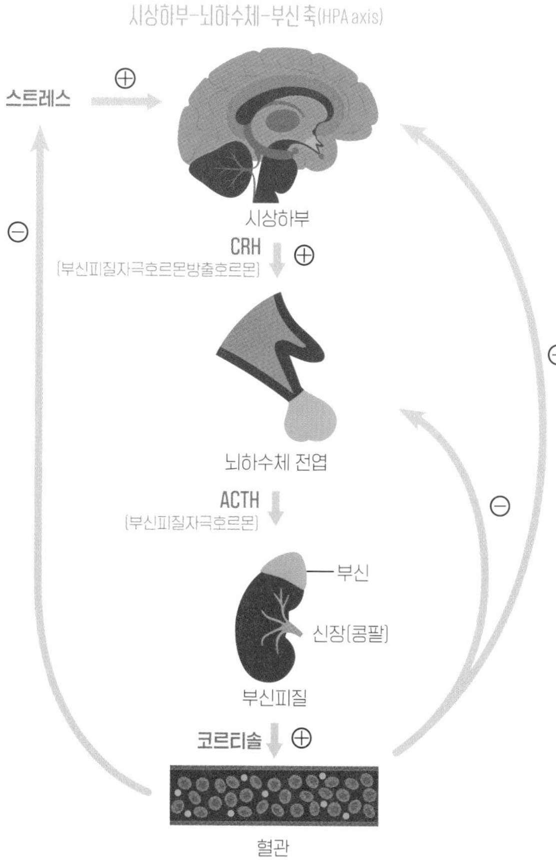

시상하부-뇌하수체-부신 축(HPA axis)

스트레스 ⊕

시상하부

CRH ⊕
[부신피질자극호르몬방출호르몬]

⊖

뇌하수체 전엽

ACTH
[부신피질자극호르몬]

부신

신장(콩팥)

부신피질

⊖

⊖

코르티솔 ⊕

혈관

박동은 정상 리듬을 되찾고 혈당도 떨어진다. 항상성이 회복되는 것이다. 코르티솔이 시상하부에 신호를 보내 코르티솔 분비를 줄이도록 하는 음성 되먹임(negative feedback) 기전은 우리 몸이 오랫동안 코르티솔에 노출되는 것을 막아 준다. 하지만 어떤 이유에서든 스트레스가 해결되지 않고 장기간 지속된다면 코르티솔은 떨어지지 않고 만성적인 분비 증가가 나타날 수 있다. 스트레스 반응 시스템의 장기적인 활성화에 따른 코르티솔의 지나친 증가는 우리 몸의 거의 모든 기능에 부정적인 영향을 미친다. 즉 불안, 우울증, 소화불량, 두통, 근육통, 심혈관계 질환, 수면 장애, 체중 증가, 기억 및 집중 장애 등 여러 가지 건강상의 문제가 유발된다.

현대인의
뱃살이
늘어난 이유

원시 인류가 주로 경험했던 스트레스의 종류는 생명을 위협하는 급성 스트레스, 즉 육체적인 스트레스였을 것이다. 이런 상황의 스트레스 반응은 즉시 해결해야 하는 '투쟁 혹은 도피 반응'이다. 스트레스 반응이 끝나면 에너지가 고갈된 상태이므로 보충이 필요하다. 식욕이 증가하고 당질과 지방을 재충전하면 코르티솔 분비가 저하되고 항상성은 다시 회복된다.

현대인이 주로 경험하는 스트레스는 선조들과는 다른 크고 작은 정신적 스트레스인 만성 스트레스이다. 스트레스를 받아도 신체적 활동은 거의 없다. 직장에서 상사에게 혼났다고 도망갈 수는 없는 노릇이기 때문이다. 에너지 고갈은 거의 없지만 그런데도 고당분, 고열량 음식을 찾는 경향이 강하다. 과식과 폭식이 유도될 수 있고 코르티솔과 인슐린 수치는 계속해서 올라가 있다. 항상성은 회복되지 않

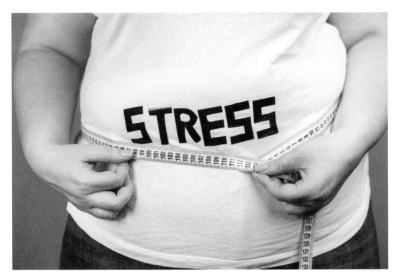
만성 스트레스로 코르티솔의 혈중 농도가 높아지면 식욕이 늘고 복부에 지방이 축적되기 쉽다.

고 지방이 과다 축적된다. 인슐린은 에너지를 저장하는 호르몬이고, 코르티솔은 그 살이 붙는 부위를 결정하는 호르몬이다. 특히 복부의 지방세포에는 코르티솔 수용체가 다른 부위보다 최대 4배가량 많아서 코르티솔이 증가하면 복부에 내장 지방이 잘 쌓인다. 현대인에게 복부 비만이 흔해진 이유라고 할 수 있다.

만성
스트레스와
수면 부족

 식이요법을 철저히 하고 운동도 열심히 해서 처음에는 체중을 꽤 줄였지만, 시간이 조금 지난 후부터는 초반만큼 뚜렷한 효과가 없다고 하소연하는 사람들을 흔히 볼 수 있다. 혹시 수면에는 문제가 없을까? 이런 사람들은 수면 시간이 짧고 그 질이 불량한 경우가 많다. 현대인의 수면 시간은 예전보다 많이 줄었다. 특히 우리나라 성인의 평균 수면 시간은 OECD 회원국 평균 수면 시간(8시간 22분)보다 한참 적은 6시간 6분이다. 미국 국립수면재단이 권장하는 최소 수면 시간인 7시간보다 54분이나 부족하다. 수면이 부족하면 스트레스가 만성화할 수 있다. 증가한 코르티솔은 수면의 질을 매우 불량하게 만든다. 악순환의 연속이라고 할 수 있다.

잠을 잘 자면 살이 빠진다는 말이 있다. 저녁 식사 후 다음 날 아침 식사 전까지는 하루 중 인슐린 수치가 가장 낮은 시기이다. 충분한 수면으로 인슐린이 감소하면 지방 분해 작용이 활발히 일어나는 것이다. 그뿐만 아니라 수면 중에는 배고픔 호르몬인 그렐린은 감소하고 식욕을 억제하는 호르몬인 렙틴은 증가한다. 식욕 증가 호르몬의 감소와 식욕 억제 호르몬의 증가는 살을 빼기 위한 최적의 호르몬 환경인 셈이다. 그러나 수면 부족이 계속되면 렙틴 분비는 줄어들고 그렐린 분비는 늘어난다. 우리 몸은 필요 없는 배고픔을 느끼게 되고 이는 과식으로 이어진다.

야식을 먹는 사람들이 즐겨 찾는 음식은 주로 고열량, 고당분 음식인 경우가 많다. 그 이유는 수면 부족으로 인해 증가한 코르티솔 때문이다. 코르티솔은 스트레스 상황에서 원활한 에너지 공급을 위해 혈액 내 포도당 농도를 일정하게 유지하는 역할을 한다. 장기간 수면 부족이 지속되어 코르티솔 분비가 늘어나면 음식 섭취를 자극하는 뉴로펩타이드 Y(neuropeptide Y, NPY)의 분비를 자극한다. NPY는 시상하부에서 만들어지는 화학물질로, 식욕을 강력하게 증가시키는 작용을 한다. NPY는 특히 탄수화물 섭취를 증가시키는 것으로 알려져 있다. 수면이 부족한 사람들이 야식으로 특히 고당분 음식을 탐하는 이유일 것이다.

나잇살과 호르몬

벤저민 프랭클린은 우리가 살면서 피할 수 없는 두 가지는 죽음과 세금이라고 했다는데, 여기에 노화도 넣어야 하지 않을까? 우리는 누구나 늙는다. 늙어 가면서 나타나는 변화 중 많은 사람이 공통으로 느끼는 것은 하체는 가늘어지고 뱃살은 늘어나는 것이다. "이제 나이가 들었나 봐. 나잇살이 자꾸 찌네." 하고 나잇살로 치부하곤 하는데, 이는 노화와 더불어 나타나는 호르몬 변화와 밀접한 관련이 있다.

나이가 들면 성장호르몬, 에스트로겐, 테스토스테론은 감소^{그림 4-2}하는 반면, 코르티솔과 인슐린은 증가한다. 폐경이 되면서 급격히 감소하는 여성호르몬 에스트로겐은 가임기 여성에서 내장 지방의 축적을 억제하는 작용이 있는 호르몬이다. 성장호르몬은 30세 이후 10년마다 약 14% 정도씩 감소하고, 남성호르몬인 테스토스테론도

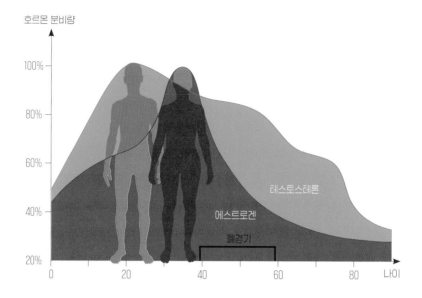

호르몬 분비량

30대부터 서서히 감소하여 70대에는 30대의 절반 수준, 80대에는 3분의 1 수준까지 감소한다. 성장호르몬과 테스토스테론은 지방 분해를 촉진하는 호르몬이다. 즉, 지방 분해를 촉진하는 호르몬이 감소하는 것이다. 반면에 코르티솔과 인슐린 같은 지방 축적을 조장하는 호르몬은 나이가 들면서 증가한다. 나이 들수록 뱃살이 나오고 살을 빼기 어려운 이유라고 할 수 있다.

나잇살이 찌는 것을 억제하려면 꾸준한 근력 운동을 통해 근육량을 유지하는 것이 매우 중요하다. 근육은 지방보다 기초대사량에서 차지하는 비율이 훨씬 높아서 근육량이 충분하면 쉽게 살이 찌지 않는다.

인슐린과 당뇨병

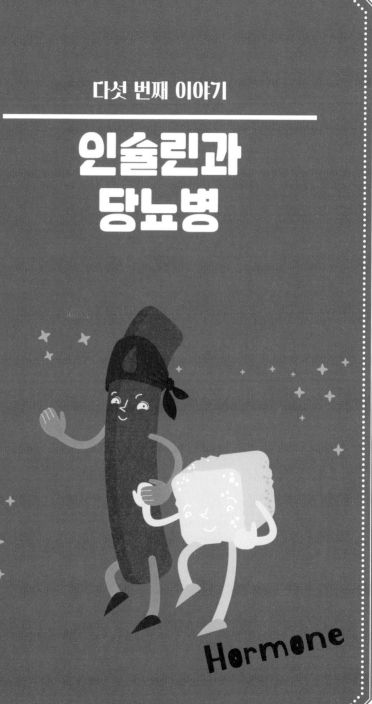

Hormone

✦✦✦

우리는 음식을 섭취하여 살아가는 데 필요한 에너지를 얻고, 근육이나 뼈 등 조직을 만든다. 음식 속에 들어 있는 탄수화물은 포도당 같은 단당류로, 식이 지방은 지방산으로, 식이 단백질은 아미노산으로 소화되어 흡수된다. 혈액 내 포도당, 지방산 또는 아미노산의 수치가 증가하면 췌장의 랑게르한스섬에 있는 베타세포에서는 인슐린을 분비한다. 인슐린은 간, 근육, 지방세포가 혈액에 있는 포도당을 섭취하도록 신호를 보내 혈당 수치를 조절한다. 우리 몸에 에너지가 충분하다면 인슐린은 포도당을 간에서 글리코겐(전분)으로 만들어 저장한다. 간은 전체 질량의 약 5% 정도를 글리코겐으로 저장할 수 있는데, 이를 넘어서면 포도당은 중성지방으로 저장된다. 아울러 인슐린은 혈액 내의 아미노산을 근육세포로 보내고 남는 지방산을 지방세포에 중성지방으로 저장하여 나중에 에너지가 부족할 때를 대비하게 한다. 즉, 인슐린은 동화(同化, anabolic) 호르몬으로 작용한다. 인슐린이 없으면 우리는 에너지를 이용할 수도 저장할 수도 없다.

당뇨병 환자의
희망,
인슐린의 대발견

당뇨병 호르몬으로 알려진 인슐린은 수많은 당뇨병 환자의 목숨을 구한 약물이다. 지금은 체내에서 인슐린을 만들지 못하는 당뇨병 환자라 하더라도 인슐린을 투여하여 정상적인 생활을 할 수 있지만, 100여 년 전만 하더라도 당뇨병 진단은 곧 사형선고나 다름이 없었다. 의학 역사상 가장 중요하고 흥미진진한 발견 중 하나인 인슐린의 발견은 내분비학과는 전혀 관계가 없었던 캐나다의 정형외과 의사 프레더릭 밴팅(Frederick Banting, 1891~1941)으로부터 시작되었다.

토론토 의과대학을 졸업한 밴팅은 정형외과를 수련한 후 토론토에서 약 200㎞ 떨어진 런던시에 병원을 개원하였다. 개업 후 병원에 환자가 별로 없어서 소일도 할 겸 웨스턴온타리오대학교 도서관에서 틈틈이 당뇨병에 관한 문헌을 읽었다. 그의 단짝 친구가 당뇨병

115

합병증으로 죽어 가는 모습을 지켜보면서 당뇨병 치료에 관심이 생겼기 때문이다. 당시에는 췌장의 랑게르한스섬에서 분비되는 어떤 물질이 당뇨병과 관련 있을 것이라는 사실은 알려져 있었지만, 그 물질을 분리하고 추출하는 데 성공한 사람은 없었다. 밴팅은 그 이유가 췌장에서 분비되는 단백질 분해 효소인 트립신 때문이라고 생각하여 췌장관을 묶어 트립신 분비를 막는 실험 계획을 세웠다.

밴팅은 웨스턴온타리오대학교에 자신의 아이디어를 설명하고 실험실 사용을 요청했지만 거절당했다. 그는 포기하지 않고 모교인 토론토 의과대학 생리학 교실의 주임교수인 존 매클라우드(John Macleod)를 찾아갔다. 매클라우드에게 자신의 계획을 열심히 설명하였으나 역시 호의적인 반응을 얻지 못했다. 밴팅은 내분비학 연구에 관한 기본적인 지식을 갖추지 못한 정형외과 개업의에 불과했기 때문이었다. 밴팅이 갑자기 당뇨병 치료제를 연구하겠다고 나선 것은 마치 NBA 프로 농구 선수가 영국 프로 축구 선수로 뛰고 싶다고 나선 것과 마찬가지라고 생각했을지도 모른다. 하지만 밴팅의 열의에 마음이 움직인 매클라우드는 여름방학 동안만 실험실을 사용할 것을 허락하고 대학원생인 찰스 베스트(Charles Best)를 조수로 붙여 밴팅의 실험을 돕게 했다.

매클라우드는 여름방학이 되자 고향인 스코틀랜드로 여름휴가를 떠나면서 10마리의 개를 실험에 사용할 것을 허락했다. 밴팅과 베스트는 개의 췌장관을 묶은 뒤 며칠 후 췌장 조직에서 추출물을 얻었다. 췌장을 제거하여 혈당이 상승한 다른 개에게 이 추출물을 주사하는 실험을 시행했지만, 매클라우드가 허락했던 10마리의 개로는 만족할 만한 결과를 얻을 수 없었다. 그들은 계속해서 실험을 진행했는데, 연구에 사용된 개가 91마리째에 이르렀어도 결과는 신통치 않았다. 그들의 연구는 92마리째의 실험에 이르러서 기적적인 성공을 거두어 췌장 추출물 주사를 맞은 췌장 적출 개의 혈당을 효과적으로 낮출 수 있었다.

여름휴가를 마치고 실험실에 돌아온 매클라우드는 그제야 밴팅의 실험에 관심을 기울이기 시작했다. 밴팅은 이 추출물을 랑게르한스섬(islets of Langerhans)에서 추출한 물질이라는 의미에서 '아일레틴(isletin)'이라고 불렀는데, 이후 매클라우드의 제안으로 같은 뜻을 지닌 라틴어 '인슐린(insulin)'으로 명명되었다. 그들은 더 많은 인슐린을 추출하기 위해 소와 돼지의 췌장을 수집했고, 생화학자 제임스 콜립(James Collip)의 도움으로 순도 높은 인슐린을 대량 추출할 수 있었다.

최초의 인슐린 치료는 1922년 1월 11일 혼수상태에 빠진 제1형 당뇨병 환자인 14세의 레너드 톰슨(Leonard Thompson)에게 행해졌다. 인슐린을 투여받은 톰슨은 몇 주 만에 정상 수준의 혈당 수치를 회복했고, 27세까지 생존했다. 전 세계 당뇨병 환자에게 희망의 빛을 전한 인슐린 치료의 역사적인 시작이었다. 밴팅과 베스트는 그 결과를 1922년 3월 《캐나다 의학협회지(Canadian Medical Association Journal)》에 발표했다.

성공적인 인슐린 치료 소식은 세계적인 주목을 받았고, 다음 해인 1923년 만 32세였던 밴팅은 최연소 노벨 생리의학상 수상자가 되었다. 그야말로 전광석화같이 진행된 일이었다. 밴팅이 베스트와 함께 실험에 착수한 것이 1921년 5월이었고, 최초의 인슐린 투여가 이루어진 것이 1922년 1월이니 불과 2년 만에 노벨상 수여가 결정된 것이다. 그만큼 인슐린 발견은 대단한 것이었다. 그런데 베스트는 밴팅과 함께 노벨상을 받았을까? 예상과는 달리 밴팅과 노벨상을 공동 수상한 사람은 그 연구가 수행된 연구실의 주임교수였던 매클라우드였다. 그것은 당시 학계의 오랜 관행이었는데, 우직하고 불같은 성격의 밴팅은 실험에 깊이 참여했던 베스트가 상을 받지 못한 사실을 용납할 수가 없었다. 사실 매클라우드는 실험실을 빌려주고 연구 구성 측면에서 도움을 준 것뿐이었다. 밴팅은 함께 상을 받지 못한 베스트의 공로를 인정하는 의미에서 상금의 절반을 그에게 나눠 주었고, 매클라우드도 콜립과 함께 상금을 나눠 가졌다.

인슐린 발견은 '죽음의 병'으로 불리던 불치병인 당뇨병을 '관리 가능한 질병'으로 만들었다. 제1형 당뇨병 소아 환자의 기대 수명은 인슐린 발견 전에는 1.3개월에 불과했지만, 인슐린 발견 후 45년까지 길어졌고, 10대 미만 환자의 사망률도 6분의 1로 줄었다. 밴팅과 베스트는 자신들의 발견은 온 인류의 것이라며 인슐린 제조에 관한 특허권을 사실상 무상에 가까운 금액인 단 1달러에 토론토대학교에 넘겼다. 그 후 제약회사 일라이릴리가 인슐린 대량 생산에 성공하면서 당뇨병 치료의 표준으로 자리를 잡았다.

토론토 의과대학 재학 시절에 발발한 제1차 세계 대전에 참전했던 밴팅은 제2차 세계 대전이 터지자 50세에 가까운 나이에도 불구

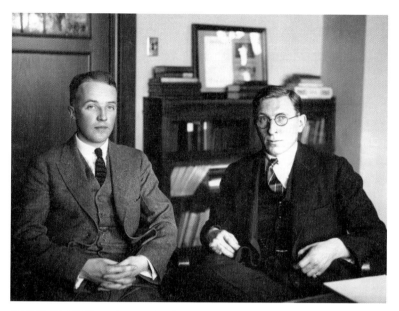

인슐린의 발견자 밴팅(오른쪽)과 베스트(왼쪽)

하고 다시 군의관으로 자원입대했다. 밴팅이 탄 비행기가 영국으로 가던 중 뉴펀들랜드의 눈 덮인 산에 추락하면서 밴팅은 1941년 생을 마쳤다. 인슐린 발견자인 밴팅과 베스트의 업적을 기리기 위해 캐나다에 설립된 '밴팅 & 베스트 연구소'는 지금도 당뇨병 연구에 주도적인 역할을 하고 있다. 밴팅과 베스트는 캐나다의 국가적인 영웅으로 추앙받고 있다.

제1형 당뇨병과 제2형 당뇨병

 인류는 생각보다 오랫동안 당뇨병으로 고통받아 왔다. 당뇨병에 관한 최초의 기록은 1862년 독일 학자 게오르크 에버스(Georg Ebers)가 발견한 기원전 1552년에 만들어진 〈에버스 파피루스(Ebers Papyrus)〉에 남아 있다. 여기에는 당뇨병의 임상적 특징인 극도의 갈증과 다뇨(多尿) 증상을 보이는 질환이 기술되어 있다. 고대 이집트의 의사 아레테우스(Aretaeus)는 기원전 1세기 당뇨병을 "팔다리와 근육이 소변으로 녹아 나가는 병"이라고 기록하였다. 고대 인도의 시집에서도 "오줌을 많이 누며 심한 갈증을 호소하면서 점점 쇠약해지는 병에 걸린 환자가 오줌을 누면 개미와 벌레들이 그 주위로 유난히 많이 들끓는다."라는 구절을 볼 수 있다. 중국에서는 기원전 2세기경에 다음(多飮), 다뇨, 목마름, 수척 등의 증상을 가진 '소갈(消渴)'이라는 병이 언급되었다. 우리나라에서도 13세기 중엽 고

✦ **표 5-1** 제1형 당뇨병과 제2형 당뇨병

	제1형 당뇨병(5%)	제2형 당뇨병(95%)
발병 연령	젊은 연령(30세 이전)	40세 이상 중년기 이후
발병 양상	갑자기 발병	서서히 진행
발병 원인	자가면역기전, 바이러스 감염 등에 의한 췌장의 베타 세포 파괴	유전적 경향이 강하며 비만, 노화, 스트레스 등에 의해 진행
비만 및 생활 습관과의 연계성	없음	있음
인슐린 분비	완전 결핍	감소되었거나 비교적 정상
사용 약물	인슐린	경구 혈당강하제, 인슐린

려 고종 때 발간된 한의서 《향약구급방(鄕藥救急方)》에 소갈이라는 말이 나온다.

당뇨병은 소변에 많은 양의 당이 섞여 배출된다고 해서 이름 붙여졌다. 정상적일 때 포도당은 소변으로 배설되지 않는다. 혈액 속 포도당 수치가 지나치게 높은 상태가 지속되면 신장(콩팥)에서는 포도당을 재흡수하지 못하고 배설한다. 당뇨병은 크게 췌장에서 인슐린을 생산하지 못하는 제1형 당뇨병과 인슐린에 대한 반응성이 저하된 제2형 당뇨병으로 나뉜다.[표 5-1] 제1형 당뇨병은 일종의 자가면역질환으로, 우리 몸의 면역계가 췌장의 인슐린 생산 세포인 베타 세포를 공격하여 파괴하므로 인슐린을 거의 만들지 못한다. 전체 당뇨병 환자의 5~10% 정도가 제1형 당뇨병에 속한다. 주로 30세 이전에 발병하고, 특히 소아기에 많이 발생하여 전에는 소아형 당뇨병이라고도 불렀다. 베타 세포를 공격하는 자가항체가 왜 생기는지 아직 확실히 파악되지는 않았지만, 바이러스 감염 등 환경적 요인에 의한 가능성이 제기되고 있다. 유전적 소인이 있으면 환경적 요인에 더 취약하다. 인슐린이 결핍된 상황이므로 반드시 인슐린 주사 치료가 필요하다.

전체 당뇨병 환자의 90~95%에 해당하는 제2형 당뇨병은 제1형 당뇨병과는 달리 보통 30세 이상의 성인에서 발병하고 나이가 많아짐에 따라 더 흔하게 발생한다. 예전에는 성인형 당뇨병이라고도 불렀지만, 최근에는 아이들과 청소년에게서도 발생률이 증가하고 있다. 제2형 당뇨병에서는 질병 초기에 수시로 정상보다 높은 수준의 인슐린을 생산하지만, 인슐린 작용에 대한 저항성이 생겨 신체가 필요로 하는 인슐린 양이 결국 부족한 상황이 된다. 즉, 인슐린의 표적 세포인 간세포나 근육세포의 수용체에 이상이 생겨 포도당을 세포 안으로 제대로 이송하지 못하는 것이다.^{그림 5-1} 과체중과 비만은 인슐린 저항성을 일으킬 가능성이 크므로 제2형 당뇨병의 주요 위험 인자로 알려져 있다. 제2형 당뇨병의 치료는 보통 운동 요법, 식이 요법 및 경구용 혈당강하제 복용으로 충분한 경우가 많다. 그러나 질환이 상당히 진행하였으면 췌장 베타 세포의 인슐린 분비 능력이 많이 떨어져 인슐린 주사 요법이 필요하다.

두 가지 유형의 당뇨병 모두 혈당이 지나치게 상승하면 비슷한 증상인 '3다(3多) 현상'을 보인다. 포도당이 소변으로 지나치게 많이 빠져나가면 삼투압 현상에 의해 많은 물을 끌고 나가므로 소변량이

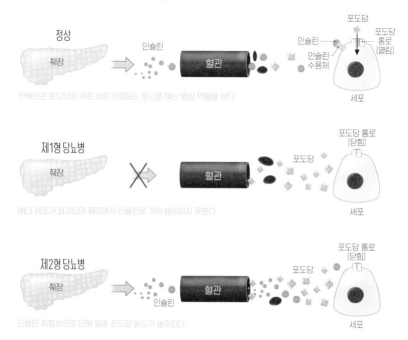

증가한다(다뇨). 이로 인한 수분 부족으로 목마름이 심해져 물을 많이 마신다(다음). 그리고 세포의 주요한 에너지원인 포도당이 몸 밖으로 많이 배설되면서 배고픔 현상이 심해지고 음식 섭취가 증가한다(다식). 제1형 당뇨병 환자의 증상은 갑작스럽게 그리고 극적으로 시작되는 반면 제2형 당뇨병은 서서히 진행하여 일부에게서는 증상이 거의 나타나지 않을 수도 있다. 세포는 포도당을 이용할 수 없으므로 지방이나 근육 같은 다른 에너지원이 필요하다. 쉬이 피곤해지고 체중은 감소한다. 지방을 에너지원으로 사용하기 위해 간에서 분해

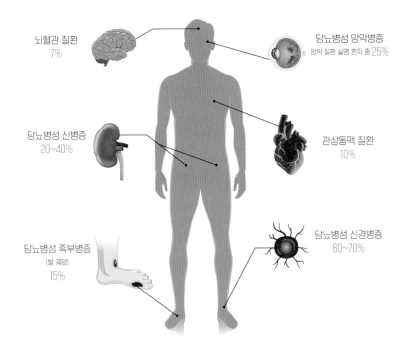

✦ **그림 5-2** 당뇨병의 합병증

뇌혈관 질환
7%

당뇨병성 망막병증
망막 질환 실명 환자 중 25%

당뇨병성 신병증
20~40%

관상동맥 질환
10%

당뇨병성 족부병증
[발 궤양]
15%

당뇨병성 신경병증
60~70%

하는 과정에서 케톤이라는 산성 물질이 생긴다. 케톤이 지나치게 증가하여 당뇨병성 케톤산증(diabetic ketoacidosis)이 발생하면 혼수상태와 사망에까지 이를 수 있어 매우 위험하다.

당뇨병으로 인한 고혈당 상태가 오래가면 혈관이 손상되고 좁아져 혈류가 줄어든다. 전신의 혈관이 영향을 받을 수 있으므로 다양한 당뇨병 합병증이 발생한다.^{그림 5-2} 뇌혈관에 영향을 미치면 뇌졸중이 발생하고, 눈에 영향을 미치면 실명을 유발하는 당뇨병성 망막병증이 생긴다. 당뇨병 환자는 실명 위험이 일반인보다 무려 25배나 더 높다. 아울러 심장 질환, 만성 신장 질환을 유발하는 당뇨병성 신병증, 발과 하지의 감각 저하를 유도하여 절단에까지 이를 수 있는 당뇨병성 신경병증 등도 발생한다. 우리나라는 특히 당뇨병으로 인한 사망률이 인구 10만 명당 32.3명으로 다른 OECD 국가(평균 22.8명)보다 높게 나타난다. 당뇨병으로 인한 합병증은 일단 발생하면 치료도 어렵고 진행을 막기도 쉽지 않으므로 평소에 혈당 관리를 철저히 하여야 한다.

사회적
유행병이 된
당뇨병

 한 세기 전만 해도 당뇨병은 병원에서도 보기 힘든 매우 희소한 질병이었다. 하지만 당뇨병은 이제 우리 주변을 배회하는 사회적 유행병이 되었으며, 수명을 단축하고 장애를 초래하여 엄청난 사회적 비용을 낳는 질병이다. 국제당뇨병연맹(International Diabetes Federation, IDF)이 발표한 자료에 따르면 2021년 기준 전 세계 성인 당뇨병 환자는 5억 3,700만 명에 달한다. 1980년에는 1억 800만 명이었으니 약 5배 정도 증가한 것이다. 이 숫자는 2030년 6억 4,300만 명, 2045년 7억 8,400만 명에 달할 것으로 예측될 정도로 당뇨병은 전 세계적으로 매우 흔한 질병이 되었다. 전 세계 성인 인구 10명 중 1명은 당뇨병 환자인 셈인데, 특히 60세 이상에서는 5명 중 1명이 당뇨병에 걸렸을 정도로 나이가 많아짐에 따라 발생률은 급격히 증가한다.

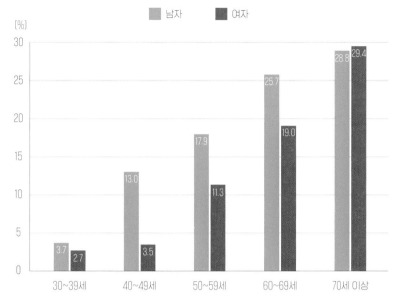

당뇨병 연령별 유병률(2018년 기준. 출처: 〈당뇨병 팩트 시트 2020〉)

우리나라의 사정도 비슷하다. 성인의 당뇨병 발생률은 1960년대에는 0.5% 미만이었으나 1970년대에 2%, 1980년대에 4.7%로 증가하였다. 2001년 8.9%를 거쳐 2016년에는 11.3%로 최고치를 보였다. 대한당뇨병학회가 발표한 〈당뇨병 팩트 시트 2020(Diabetes Fact Sheet 2020)〉에 따르면, 우리나라 30세 이상 성인에서 당뇨병 유병률은 13.8%(성인 약 7명 중 1명)로 약 500만 명에 육박한다. 당뇨병 전 단계인 공복혈당장애까지 포함한다면 국내 당뇨병 인구는 약 1,440만 명에 이르는 것으로 추산된다.

혈당 롤러코스터와
인슐린 롤러코스터

 현대 사회에서 당뇨병이 흔해진 이유는 급격하게 변화한 우리의 식생활과 그로 인한 비만 인구 증가에서 찾을 수 있다. 마이클 폴란은 그의 저서《마이클 폴란의 행복한 밥상》에서 우리의 먹을거리 환경에 일어난 가장 큰 변화는 현대적 식사의 출현이라고 지적한다. 천연 식품 위주로 먹던 우리 식사는 정제 식품을 중심으로 하는 식단으로 변화했다. 특히 탄수화물을 고도로 정제하여 흰 밀가루와 흰쌀이 통곡물을 밀어냈고, 그 대가로 우리는 영양을 잃어버렸다. 정제된 탄수화물을 주식으로 하면서 당뇨병, 심장 질환, 특정 암 등 일부 만성 질환이 크게 늘었다.

영양학 분야는 논란거리가 많은 분야이긴 하지만 영양학자 대부분이 동의하는 사실은 '정제된 탄수화물의 지나친 섭취는 건강에 나쁘다'는 것이다. 정제된 탄수화물은 혈당 지수가 높은 흰쌀, 흰 밀가

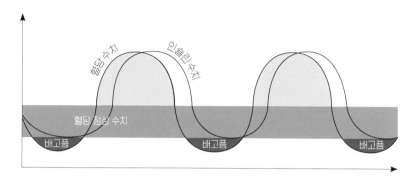

✦ **그림 5-3** 혈당 롤러코스터와 인슐린 롤러코스터

루 등을 가리킨다. 혈당 지수란 당질을 함유한 식품을 섭취했을 때 흡수 속도를 반영해 당질의 질을 비교할 수 있도록 수치화한 값으로, 혈당을 얼마나 빨리 올리는지 알 수 있다. 포도당을 100으로 하여 기준으로 삼는데, 70 이상이면 혈당 지수가 높은 음식(가공식품, 아이스크림, 비스킷 등), 50 이하이면 혈당 지수가 낮은 음식(통곡물, 채소, 과일 등)이라고 한다. 혈당 지수가 높은 음식은 혈당 롤러코스터를 초래한다. 즉, 혈당 수치가 급격히 올라갔다가 급격하게 떨어진다. 혈당 롤러코스터는 인슐린 롤러코스터를 부른다. 혈당의 급증은 인슐린 수치가 갑자기 증가하게 만들고, 그에 따른 혈당의 급락은 인슐린의 급작스러운 감소를 일으킨다.^{그림 5-3} 이런 현상은 혈당 수치가 정상 수준을 벗어날 가능성을 높인다. 혈당이 지나치게 감소하면 우리는 쉬이 배고픔을 느끼고 혈당 지수가 높은 음식을 다시 찾게 된다.

정제 탄수화물과
당뇨병의
확산

 정제된 탄수화물 음식이 전 세계적으로 퍼지면서 우리
는 달짝지근한 음식이 주는 즐거움을 충분히 즐기게 되
었다. 그러나 음식 환경이 먼저 변한 서구 국가와 달리 이러한 새로
운 음식 환경에 갑자기 노출된 개발 도상국 사람들은 미처 적응할
시간이 부족했다. 산업혁명 이후 일어난 식생활의 변화에 서구인들
은 비교적 오랫동안 익숙했기 때문에 유럽인종 사이의 제2형 당뇨
병 발병률은 상대적으로 낮다. 반면 전통 식사에 익숙한 사람들이
갑자기 정제된 탄수화물을 위주로 한 음식에 노출되면 큰 충격을 받
는다. 끊임없이 해일처럼 밀려오는 포도당의 물결은 췌장에서 분비
되는 인슐린의 대처 능력을 압도하고도 남았다. 그로 인해 비만과
제2형 당뇨병을 비롯한 여러 만성 질환의 발생이 급격히 증가했다.

피마 인디언(Pima Indians)은 급격히 변화한 음식 환경의 폐해를 가

장 잘 보여 주는 예이다. 미국 정부의 원주민 이주 정책에 따라 인디언 보호구역에 모여 살게 된 애리조나 사막의 피마 인디언은 옥수수, 콩, 호박 등 자연에서 얻은 작물 위주로 먹던 전통적인 그들만의 식생활을 버리고 정부의 지원에 의존해 살게 됐다. 정제된 탄수화물과 값싼 지방 위주의 식생활로 갑자기 변화한 것이다. 이후 그들의 비만과 제2형 당뇨병 발생률은 전 세계 최고 수준으로 치솟았다. 한편 정제하지 않은 곡물 위주의 전통적인 식생활을 고수한 멕시코의 피마 인디언은 애리조나의 피마 인디언과 유전적 소인이 같았음에도 불구하고 비만과 제2형 당뇨병 발생률에 거의 변화가 없었다. 이는 정제된 탄수화물 과다 섭취 등 급속한 식생활의 변화가 전 세계적인 당뇨병 확산의 중요한 요인이라는 것을 가리킨다.

설탕 소비의
극적인 증가와
당뇨병

 정제 탄수화물의 완성판이라 할 만한 설탕이 대중화되면서 우리 몸속으로 흘러들어 오기 시작했다. 19세기 말 영국에서는 수입 설탕에 대한 관세가 철폐되면서 설탕 가격이 절반 수준으로 떨어졌다. 영국인이 설탕으로부터 얻는 열량이 증가했음은 당연한 일이었다. 우리나라의 변화는 더 극적이었다. 개항 직후인 1885년 국내 설탕 총소비량은 약 64.2t이었다. 당시 인구수로 나누어 보면 한 사람당 설탕 소비량은 연간 약 3.6g 정도로 거의 무시할 만한 수준이었다. 그러나 2009년에는 설탕 총소비량이 133만 톤으로 급증했고, 한 사람당 연간 설탕 소비량은 무려 27kg에 달했다. 설탕의 총소비량은 무려 2만 배 이상, 한 사람당 연간 소비량은 7,500배 정도 증가한 셈이다. 그야말로 우리 식생활에 일어난 가장 크고도 급격한 변화라고 할 수 있다.

전 세계적인 설탕 소비 증가는 정말로 당뇨병 발생률 증가와 관련이 있을까? 아직은 이에 관한 직접적인 증거가 발표된 바는 없지만, 2013년 산제이 바수(Sanjay Basu) 등이 설탕 소비 증가와 당뇨병 발생률 간의 상관관계를 강력히 시사하는 연구 결과를 발표하였다. 그는 2000년부터 2010년까지 10년간 175개국의 설탕 섭취량과 당뇨병 발병률을 비교하는 역학 분석을 했다. 이 연구를 통해 한 사람당 섭취 열량의 증가와 당뇨병의 증가 간에 관련성이 있는지, 만약 관련이 있다면 이 연관성을 설명할 수 있는 요소를 식단 측면에서 찾을 수 있는지 알아보고자 했다.

이 기간에 전 세계의 당뇨병 인구는 5.5%에서 7.0%로 증가했다. 하지만 총 섭취 열량의 증가와 전 세계적인 당뇨병 증가 사이의 연관성은 찾을 수 없었다. 높은 상관성을 보인 것은 설탕으로 공급되는 열량과 당뇨병 유병률이었다. 설탕으로 공급되는 열량이 한 사람당 하루 150㎉ 증가할 때마다 당뇨병 유병률이 1.1%씩 증가했다. 그러나 하루 총 섭취 열량이 150㎉ 증가해도 당뇨병 유병률은 0.1% 증가에 그쳤다. 설탕 노출 기간이 길었던 국가에서는 당뇨병 발생이 증가했고, 설탕 공급이 줄어든 국가에서는 당뇨병 발생이 감소했다. 이처럼 설탕 섭취량의 국가 간 차이는 당뇨병 유병률의 차이를 설명할 수 있는 강력한 인자라고 할 수 있다. 설탕 소비의 극적인 증가는 인류가 겪었던 가장 큰 식단 변화 중 하나일 것이다. 설탕의 무분별한 사용을 특징으로 하는 산업화된 현대식 식단의 국제화가 전 세계인의 건강에 부정적인 영향을 끼쳤음은 부인하기 어려운 일이다.

포도당 VS 과당:
설탕이 직접 당뇨병을 유발하는가?

 값싼 설탕이 흔해지면서 우리 몸은 끊임없이 밀려드는 포도당의 집중 공세에 시달려야 했다. 아울러 예전과 비교해 훨씬 많아진 과당의 공격에도 대처할 필요가 있었다. 설탕은 포도당 한 분자와 과당 한 분자로 이루어진 화합물이기 때문이다. 그런데 설탕의 혈당 지수는 흰 밀가루나 전분, 감자 등보다 오히려 낮은 63 정도이다. 설탕의 혈당 지수가 생각보다 높지 않은 까닭은 과당의 혈당 지수가 23으로 매우 낮아 혈당 수치에 거의 영향을 미치지 않고 포도당이 주로 반영되기 때문이다.[그림 5-4] 이런 이유로 한때 혈당 지수가 낮은 설탕이나 과당을 당뇨병 환자에게 이상적인 감미료로 권했던 적도 있었다.

앞서 살펴본 바와 같이 포도당과 과당은 식욕 조절 호르몬에 대한 영향이 다를 뿐만 아니라 간에서 대사되는 방식[그림 5-5]도 다르다.

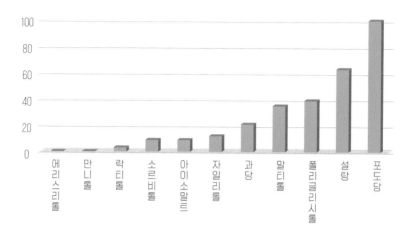

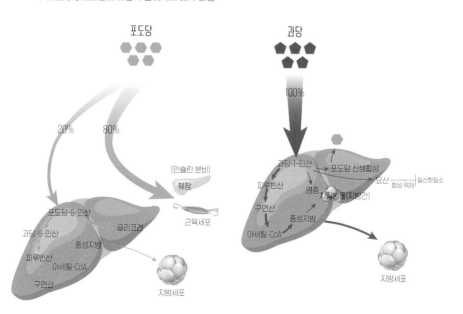

우리 몸의 세포들이 가장 선호하는 에너지원인 포도당은 혈류로 흘러 들어가 모든 세포에서 사용되고 약 20~40%만이 간으로 간다. 간에서는 대부분 글리코겐의 형태로 저장하고 일부 남는 것은 중성지방으로 전환한다. 포도당은 지나치게 많지만 않다면 우리 몸에 별다른 악영향을 미치지 않는다. 반면 과당은 포도당과는 달리 대부분 간으로 가서 대사된다. 과당은 간에서 글리코겐으로 저장되지 않고 곧장 미토콘드리아로 가서 대사가 이루어지는데, 미토콘드리아의 대사 능력을 초과하면 중성지방이 된다. 많은 과당은 지방 형성, 인슐린 저항성, 대사증후군 그리고 비만까지 유발할 수 있다. 과당이 간에서 대사되는 과정은 에탄올 대사 과정과 매우 유사하다고 알려져 있다. 설탕은 얼핏 보면 탄수화물이지만 자세히 보면 사실은 탄수화물과 지방이 다 들어 있는 식품이라고 할 수 있는 셈이다.

같은 열량을 섭취했다고 하더라도 포도당으로만 섭취한 경우와 포도당과 과당이 합쳐진 설탕을 섭취한 경우는 간에 가해지는 부담이 각기 다르다. 설탕 100kcal를 섭취하면 포도당 50kcal와 과당 50kcal이다. 포도당 50kcal는 약 30%인 15kcal만 간으로 가지만, 과당 50kcal는 거의 다 간으로 간다. 전분으로 포도당 100kcal를 섭취했을 때 간에 도달하는 것은 30kcal 정도이지만 설탕 100kcal를 섭취하면 65kcal가 간에 전해져 간이 부담할 열량은 2배 이상이 된다.

흔히들 설탕은 비타민이나 미네랄 등 영양소는 없고 열량만 내는 '빈 칼로리(empty calorie)' 음식이어서 인체에는 별다른 영향을 미치지 않는다고 주장한다. 하지만 이는 식품이 호르몬이나 간에서의 대사 과정에 어떤 영향을 미치는지는 거의 고려하지 않은 주장이라 할 수 있다. 앞서 살펴본 바와 같이 설탕은 다른 탄수화물과 구분되는 독특한 특징으로 인해 인체에 다른 영향을 미칠 수 있다. 설탕이 직접적으로 비만을 유발하고 당뇨병을 일으키는 근본 원인인가에 대해서는 아직 논란의 여지가 있다. 하지만《설탕을 고발한다》의 저자 게리 타우브스와《단맛의 저주》의 저자 로버트 러스티그는 그럴 가능성이 있다고 주장한다. 단순히 설탕을 지나치게 많이 먹어 열량 과잉으로 비만이 되고 인슐린 저항성이 발생하여 당뇨병이 생기기 쉬운 것이 아니라, 설탕 자체가 우리 몸속에서 독특한 내분비적, 대사적 변화를 초래하여 질병의 직접적인 원인이 될 수도 있다는 것이다.

제2형 당뇨병은 유전적 소인을 가진 사람에게 흔히 발생한다. 그 소인이 있으므로 당뇨병에 걸리기 쉬운 사람들이다. 그러나 그들이 예전의 우리 선조들처럼 설탕이 매우 귀한 시대에 살았더라면 아마도 당뇨병에 걸릴 확률은 훨씬 더 낮았을 것이다. 아무리 당뇨병의 유전적 소인을 가지고 태어난 사람이라 할지라도 당뇨병 발병의 환경적 요인이 없다면 당뇨병이 꼭 발생하지는 않는다는 뜻이다.

운동과
당뇨병

 췌장에서의 인슐린 분비에는 문제가 없지만, 그 기능이 떨어진 상태를 인슐린 감수성의 저하 혹은 인슐린 저항성이 생겼다고 표현한다. 인슐린에 대한 저항성이 높아지면 근육세포로의 포도당 흡수는 떨어지고, 간에서는 계속해서 포도당을 새로 만든다. 즉, 혈당이 올라가는 것이다. 이 상태가 계속되면 제2형 당뇨병의 발병 위험도가 올라간다. 췌장에서는 높아진 혈당을 낮추기 위해 인슐린을 더 많이 만들어 분비한다. 인슐린 증가는 체내 지방 축적과 염증 반응을 유발하고, 이는 다시 다른 세포의 인슐린 저항성을 높인다. 지방이 혈관 벽에 쌓여 죽상동맥경화증을 일으키고 뇌졸중과 심혈관 질환을 유발한다. 췌장의 인슐린 분비 세포는 과로로 인해 그 기능이 저하되어 인슐린 분비가 줄어든다. 그야말로 악순환이라고 할 수 있다.

규칙적이고 꾸준한 운동은 당뇨병 관리의 핵심 요소이다. 운동은 혈당 조절을 쉽게 하고 당뇨병 합병증을 예방하거나 그 진행을 지연시킬 수 있다. 운동으로 인한 근육 자극은 혈액 속의 포도당 소비를 촉진해 혈당을 떨어뜨리고, 지방의 사용을 늘려 인슐린 저항성을 개선한다. 따라서 당뇨병 진단을 받은 환자가 제일 먼저 듣는 말이 바로 식이 조절과 운동을 하라는 말이다. 운동을 통한 인슐린 저항성 개선은 약물 사용 가능성을 낮추고 치료적 효과를 높인다.

당뇨병 환자의 운동을 통한 혈당 조절 개선 효과는 급성과 만성적인 인슐린 작용의 향상에 의한다. 인슐린 작용은 운동으로 속히 개선되어 운동 중과 운동 후 2~72시간 동안 혈당 저하를 보인다. 오랜 시간 운동하거나 운동 강도를 높이면 인슐린 감수성 개선 효과가 더 오래갈 수 있다. 걷기, 자전거 타기, 달리기, 수영 등 유산소 운동이나 근력 운동 같은 저항성 운동 모두 인슐린 저항성 개선에 효과가 있다. 유산소 운동과 근력 운동을 병행하면 각각을 단독으로 하는 경우보다 혈당 조절에 더 긍정적인 효과를 미칠 수 있다. 노인일수록 근력 운동을 통한 근육량 증가가 당뇨병 치료에 유용한 효과를 낸다.

운동은 당뇨병 환자의 삶의 질 증진에도 탁월한 효과가 있다. 2020년 한국식품커뮤니케이션포럼에서 발표한 연구 결과에 따르면, 신체 활동을 하지 않는 당뇨병 환자는 삶의 질이 저하될 가능성이 2.6배 더 높고, 통증이나 불편감을 1.8배 더 겪을 수 있다고 한다. 운동은 환자에게 정신적인 안정감을 주고 스트레스를 줄인다. 당뇨병 환자에게 운동은 선택이 아닌 필수적인 과제로서 삶의 변화를 이끌 수 있는 원동력이 되는 셈이다.

당뇨병 환자에게 권하는 가장 대표적인 운동은 수영, 걷기, 자전거 타기 등 유산소 운동이다. 이 중 가장 적합한 것은 걷기인데, 누구나 쉽게 할 수 있고 경제적 부담도 없는 운동이기 때문이다. 걸으면서 노래를 부르기 어려울 정도로 빠르게 약간 숨차고 땀날 정도로 걷는 중등도 운동을 일주일에 150분 정도 하는 것이 좋다. 아울러 일주일에 2~3회 정도 근력 운동도 해야 한다. 지속적인 근력 운동은 당뇨병 환자의 심혈관계 질환 발생률을 낮추고 근골격 계통의 통증 예방에도 도움이 된다. 당뇨병 환자에게 있어서 운동의 중요성을 강조한 2,500년 전의 기록이 있을 만큼 운동은 당뇨병 치료의 기본이라 할 수 있다.

뼈 건강과 골다공증

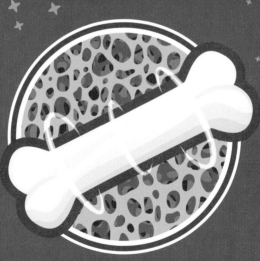

Hormone

♦ ♦ ♦

뼈는 신체 건강에 매우 중요한 존재이지만, 우리는 뼈의 중요성을 간과하기 쉽다. 뼈는 우리 몸을 지탱하고 몸속 여러 장기를 보호하는 역할을 한다. 생존에 꼭 필요한 무기질인 칼슘의 저장소(체내 칼슘의 99%가 뼈에 존재함)이며 백혈구를 만드는 골수가 있는 곳이기도 하다. 뼈를 정적인 조직으로 생각하기 쉽지만 사실 뼈는 매우 동적인 조직이다. 조골세포(osteoblast)가 새로운 뼈를 쉴 새 없이 만들고, 파골세포(osteoclast)가 늙은 뼈를 제거한다. 조골세포와 파골세포에 의해 뼈가 만들어지고 없어지는 과정을 '뼈의 재구성(bone remodeling)'이라 하며, 이 과정을 통해 뼈의 양과 밀도가 일정하게 유지된다. 조골세포와 파골세포 간의 균형이 허물어지면 골다공증 같은 뼈 건강을 해치는 질환이 나타난다.

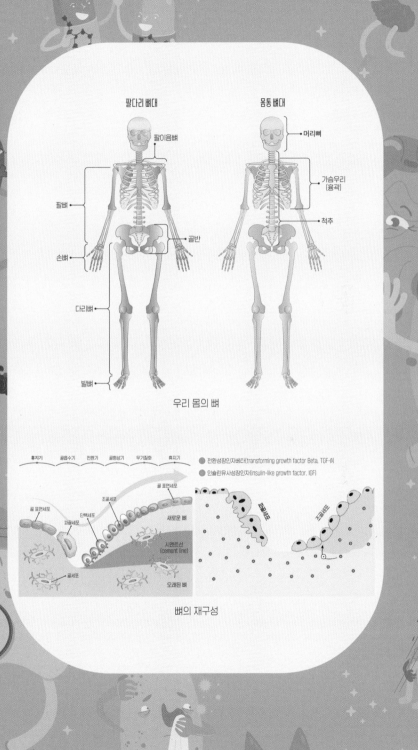

팔다리 뼈대

몸통 뼈대

팔이음뼈

머리뼈

팔뼈

가슴우리
[흉곽]

척추

손뼈

골반

다리뼈

발뼈

우리 몸의 뼈

휴지기   골흡수기   전환기   골형성기   무기질화   휴지기

● 전환성장인자베타(transforming growth factor Beta, TGF-β)
● 인슐린유사성장인자(insulin-like growth factor, IGF)

골 표면세포

골 표면세포

파골세포

초골세포

단백세포

새로운 뼈

파골세포

조골세포

시멘트선
(cement line)

골세포

오래된 뼈

뼈의 재구성

칼슘 항상성을 유지하는 호르몬

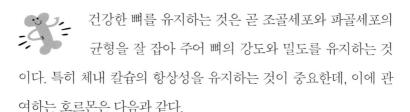 건강한 뼈를 유지하는 것은 곧 조골세포와 파골세포의 균형을 잘 잡아 주어 뼈의 강도와 밀도를 유지하는 것이다. 특히 체내 칼슘의 항상성을 유지하는 것이 중요한데, 이에 관여하는 호르몬은 다음과 같다.

1. 부갑상샘호르몬(parathyroid hormone, PTH): 부갑상샘에서 만들어지는 칼슘 농도를 일정하게 유지하는 호르몬으로, 혈액 내 칼슘 수치가 떨어지면 분비가 증가한다. PTH는 뼈로부터 칼슘을 가져와 혈액 내 칼슘 농도를 증가시킨다. 만약 이 작용이 너무 강해지면 뼈의 강도는 떨어지고 결국 뼈가 약해진다.
2. 칼시토닌(calcitonin): 갑상샘에서 만들어지는 호르몬으로, PTH와 반대로 작용하여 칼슘 농도를 일정하게 하는 데 이바지한

다. 즉, 혈중 칼슘 수치가 높으면 칼시토닌은 파골세포의 작용을 억제하여 뼈의 칼슘양을 높인다.

3. 비타민 D(calcitriol): 소장에서의 칼슘 흡수를 높이는 호르몬으로, 비타민 D가 부족하면 체내 칼슘 수치가 감소한다. 아울러 PTH 분비를 자극하여 뼈의 파골세포를 활성화한다.

4. 성장호르몬: 성장기 뼈의 성장에 중요한 역할을 하는 호르몬으로, 성인기에 뼈 건강을 유지하는 데도 중요하다. 성장호르몬은 조골세포를 활성화하여 뼈 형성을 돕는다. 따라서 성장호르몬 결핍은 뼈 밀도의 점진적인 감소를 가져온다.

5. 글루코코르티코이드(glucocorticoid): 부신피질에서 만들어지는 스테로이드 호르몬의 하나로, 조골세포의 기능을 억제하고 뼈의 파괴를 증가시키는 작용이 있다. 골다공증은 스테로이드 제제를 장기간 고용량 복용하는 사람에게서 나타나기 쉬운 부작용의 하나이다.

6. 에스트로겐: 폐경이 지난 여성의 에스트로겐 결핍은 뼈 파괴를 증가시켜 뼈 형성과 뼈 파괴의 불균형을 초래한다. 이로 인해 폐경 후 여성은 뼈 무기질의 양과 강도가 심하게 저하될 수 있다.

7. 테스토스테론: 남성호르몬 역시 뼈 건강에 중요하다. 테스토스테론 일부가 자연적으로 에스트로겐으로 전환될 수 있기 때문이다. 테스토스테론 수치가 낮으면 뼈 소실을 유발할 수 있다.

인생 2막의 불청객, 골다공증

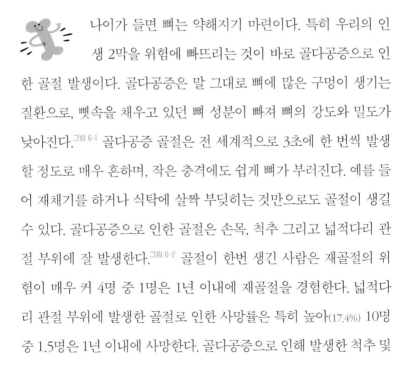

나이가 들면 뼈는 약해지기 마련이다. 특히 우리의 인생 2막을 위험에 빠뜨리는 것이 바로 골다공증으로 인한 골절 발생이다. 골다공증은 말 그대로 뼈에 많은 구멍이 생기는 질환으로, 뼛속을 채우고 있던 뼈 성분이 빠져 뼈의 강도와 밀도가 낮아진다.^{그림 6-1} 골다공증 골절은 전 세계적으로 3초에 한 번씩 발생할 정도로 매우 흔하며, 작은 충격에도 쉽게 뼈가 부러진다. 예를 들어 재채기를 하거나 식탁에 살짝 부딪히는 것만으로도 골절이 생길 수 있다. 골다공증으로 인한 골절은 손목, 척추 그리고 넓적다리 관절 부위에 잘 발생한다.^{그림 6-2} 골절이 한번 생긴 사람은 재골절의 위험이 매우 커 4명 중 1명은 1년 이내에 재골절을 경험한다. 넓적다리 관절 부위에 발생한 골절로 인한 사망률은 특히 높아(17.4%) 10명 중 1.5명은 1년 이내에 사망한다. 골다공증으로 인해 발생한 척추 및

✦ **그림 6-1** 뼈의 무기질과 단백질이 줄어들어 뼈조직이 엉성해지는 골다공증(위키피디아 CC BY-SA 4.0 ⓒ BruceBlaus)

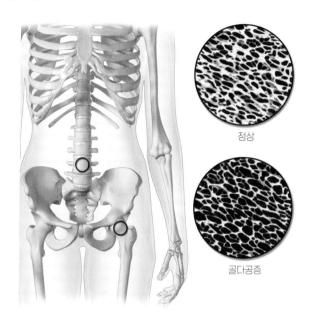

정상

골다공증

✦ **그림 6-2** 골다공증 환자에서 골절이 잘 발생하는 부위

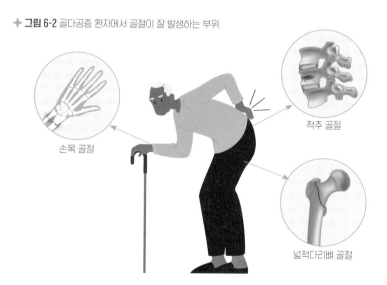

척추 골절

손목 골절

넓적다리뼈 골절

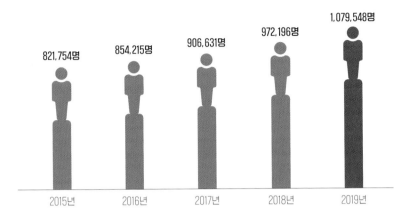

넓적다리 관절 골절은 일상적인 활동을 매우 어렵게 하여 환자의 삶의 질을 낮춘다. 아울러 의료비와 병구완비 등 사회적 부담도 많이 증가하고 있다.

최근 우리나라의 골다공증 환자 수는 날로 늘어나는 추세이다. 건강보험심사평가원에 따르면 골다공증 환자는 2015년 821,754명에서 2019년 1,079,548명으로 꾸준히 증가했다.^{그림 6-3} 골다공증 유병률은 나이가 들어감에 따라 증가하여 50세 이상 인구에서는 22.4%에 이른다. 골다공증은 남녀를 가리지 않고 발생하지만, 특히 여성에게 더 잘 발병한다. 2019년 기준 골다공증 환자 중 여성이 1,015,810명, 남성이 63,738명으로 여성 환자가 남성 환자의 16배 가까이 많았다. 폐경 후 여성에게 더 많이 발생하여 50세 이상 여성의 37%, 70세 이상 여성의 68%에서 골다공증이 발견될 정도이다.

폐경이 된 여성에게 특히 더 발생률이 높은 이유는 파골세포의 활성을 억제하여 뼈 밀도를 유지하는 데 이바지하는 여성호르몬인 에스트로겐이 폐경 이후 급격히 감소하기 때문이다.

그러나 골다공증이 생겼다 하더라도 꾸준한 치료를 통해 추가적인 뼈의 손실을 막고 골절을 예방할 수 있다. 아울러 뼈 건강에 좋은 식사 습관을 갖는 것도 중요하다. 뼈 건강에 필요한 영양소인 칼슘은 튼튼한 뼈를 만들고 유지하는 것을 도와준다. 멸치나 미역 등 해조류와 우유, 치즈, 요구르트 등 유제품을 충분히 섭취하는 것이 좋다. 만약 식사만으로 충분한 섭취가 어렵다면 칼슘 보충제도 도움이 된다. 비타민 D는 골다공증 예방과 뼈 건강에 중요한 영양소이다. 음식을 통해서도 섭취할 수 있지만, 햇볕의 자외선에 의한 피부 합성으로도 형성된다. 비타민 D는 소장에서의 칼슘 흡수를 높이고 뼈 안에 무기질을 잡아 두는 데 꼭 필요하다.

뼈 밀도를 유지하는 데 가장 좋은 것은 꾸준한 운동이다. 성인기 이후의 운동은 뼈의 양을 증가시키지는 못하지만, 감소는 막을 수 있다. 특히 체중 부하 운동을 환자의 기본 체력과 컨디션 등을 고려하여 하루 30~60분씩 일주일에 3~5회 정도 하는 것이 좋다. 튼튼한 뼈를 위한 기초는 뼈가 한창 성장하고 발달할 시기인 어렸을 때부터 다져야 한다. 뼈 무기질 밀도가 10% 증가하면 골다공증 발병은 13년 정도 지연된다. 평생 계속해서 재구성되고 교체되는 살아 있는 조직인 뼈의 건강은 유년기부터 노년기에 이르기까지 평생에 걸쳐 보살펴야 한다.

뼈에서 나오는
스트레스 대항
호르몬

우리가 스트레스를 받으면 그에 대한 반응으로 부신수질에서 교감신경계를 활성화하는 호르몬인 에피네프린이 분비된다. 에피네프린은 '투쟁 혹은 도피 반응'을 매개하여 스트레스에 즉각적으로 대응할 수 있게 한다. 더 장기적인 스트레스 반응은 부신피질에서 만들어지는 스트레스 호르몬인 코르티솔에 의해 일어난다. 그런데 부신 기능이 저하된 환자나 부신을 적출한 쥐에게서도 스트레스에 대한 급성 반응이 나타난다. 에피네프린이나 코르티솔이 없는데 어떻게 스트레스 반응이 나타날까?

그 이유는 우리 뼛속에 스트레스에 더 즉각적으로 대항할 수 있는 시스템이 있기 때문이다. 2019년 미국 컬럼비아대학교 연구팀은 뼈에서 분비되는 호르몬인 오스테오칼신(osteocalcin)이 스트레스를 무찌르는 역할을 하고 있음을 발견했다. 오스테오칼신은 2007년에 발견된 호르몬으로, 뼈에서의 칼슘 유출을 억제하여 뼈 밀도를 유지하는 데 이바지하는 것으로만 알려져 있었다. 연구팀은 생쥐에게 스트레스를 준 뒤 오스테오칼신 분비량을 관찰했다. 그 결과 스트레스를 받은 쥐는 즉각 오스테오칼신을 분비해 2~3분 내에 최고 수치에 도달했고 3시간가량 지속됐다. 인간을 대상으로 한 실험에서도 비슷한 반응이 나타났다. 이러한 반응은 무척추동물에서는 볼 수 없고 척추동물에서만 나타난다. 스트레스를 받은 척추동물은 혈액 내 오스테오칼신 수치가 급증하는데, 오스테오칼신은 부교감신경 작용을 억제하여 교감신경을 활성화하는 데 도움을 준다. 에너지원인 포도당이 혈류를 통해 순환하고 에너지를 소비하며 체온과 심장 박동 수가 증가한다. 오스테오칼신 분비는 나이가 들어감에 따라 점차 감소한다. 따라서 나이가 들수록 골다공증 발생 위험도도 높아지고, 젊었을 때보다 스트레스에 대한 해소 반응이 줄어드는 이유도 오스테오칼신 감소와 관련이 있는 것으로 보인다.

뼈를
건강하게 하는
사랑 호르몬

 금실이 좋은 부부는 당사자들만 행복한 것이 아니라 자녀에게도 좋은 영향을 미친다. 행복한 가정의 자녀들은 그렇지 않은 가정의 자녀들보다 건강하고 학업 성적이 좋고 대인 관계도 좋다고 한다. 평생을 해로한 노년의 부부는 혼자 사는 노인에 비해 치매 발병률도 낮다. 즉, 부부 금실이 좋으면 오랫동안 건강하게 살 가능성이 커진다고 할 수 있다. 하지만 이를 실천하기란 말처럼 쉬운 일은 아니다. 미국의 영화감독이자 배우인 벤 애플렉은 결혼 생활의 어려움을 다음과 같이 말했다. "결혼 생활은 적대국에서 영화를 만드는 것과 같은 일이다. 수도 없이 협상하고 타협해야 하며, 도무지 진전이 없어 보이는 순간도 있다."

그런데 그 어려운 일을 70여 년이 넘게 지속하고 있는 사람들이 있다. 지미 카터 전 미국 대통령과 그의 부인 로잘린이다. 지미 카터

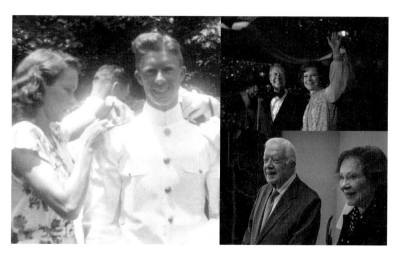

지미 카터와 로잘린

는 1924년생으로 100세가 얼마 남지 않은 지금도 활발하게 야외 활동을 하고 '사랑의 집 짓기(해비타트 운동)' 자선 활동도 계속하고 있다. 2019년 95세의 나이로 엉덩이뼈 골절 수술도 잘 이겨 낸 그의 곁에는 첫사랑이자 75년이 넘게 해로하고 있는 로잘린이 있다. 오랜 세월을 함께 보낸 부부는 지금도 손잡고 산책하고 장난을 주고받는다. 자신의 큰 성취로 대통령직, 노벨상 수상 그리고 결혼을 꼽는 그는 2015년에 진단받은 암도 7개월 만에 완치 판정을 받았고 치매도 없다. 행복한 결혼 생활 덕분이 아닐까?

카터 부부처럼 행복하고 만족감을 느끼는 결혼 생활을 하는 부부에게서는 '사랑 호르몬'으로 알려진 옥시토신이 많이 분비된다. 최근 옥시토신이 뼈의 재구성 및 골다공증 예방에 중요한 역할을 한다는 연구 결과가 알려졌다. 뼈세포에는 옥시토신 수용체가 존재한다. 에스트로겐은 조골세포에서의 옥시토신 합성 분비를 촉진한다. 옥시토신은 조골세포에 영향을 미쳐 뼈 형성을 촉진한다. 폐경 후 여성은 옥시토신 수치가 높을수록 뼈 밀도가 높다. 실제로 골다공증이 심한 폐경 후 여성은 건강한 여성에 비해 혈액 내 옥시토신 수치가 유의하게 낮다. 그러나 옥시토신은 골다공증 남성에서는 영향을 미치지 않아 에스트로겐이 중요한 역할을 하는 것으로 보인다. 여성의 노년 건강에 큰 역할을 하는 옥시토신 생성을 늘리려면 원만한 부부 관계를 유지하는 것이 중요하다고 하겠다.

갑상샘호르몬

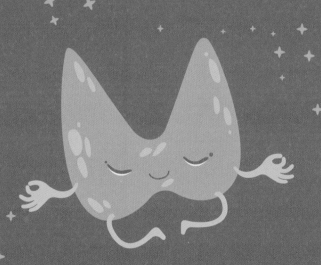

Hormone

외분비샘은 도관(분비관)을 통하여 분비물을 몸 밖이나 소화관으로 분비하는 샘을 말하고, 내분비샘은 분비물을 도관을 거치지 않고 몸속이나 혈액으로 직접 분비하는 샘을 말한다. 췌장은 포도당 대사에 중요한 역할을 하는 인슐린과 글루카곤을 만들어 분비하는 내분비샘 기능을 하는 동시에 트립신이나 키모트립신 같은 소화 과정에 도움을 주는 효소를 분비하는 외분비샘이기도 하다. 반면 갑상샘, 부갑상샘, 부신피질, 가슴샘, 솔방울샘은 외분비 기능은 없는 순수한 내분비샘이다. 이 중 크기가 가장 큰 내분비샘은 사람 목의 앞쪽 정중앙에 있는 갑상샘으로, 갑상샘호르몬을 분비한다.

우리 몸의 엔진, 갑상샘

날개를 편 나비 모양으로 생긴 갑상샘^{그림 7-1}의 한쪽 날개는 폭이 2*cm*, 높이 5*cm* 정도이고 무게는 양쪽을 합하여 약 15~20g 정도 나간다. 정상적인 갑상샘은 겉에서 보이지도 않고 만져지지도 않지만, 갑상샘종(goiter)이 생기면 심할 경우 크기가 사과만큼 커질 수도 있다.

갑상샘을 한마디로 말하자면 '작지만 강한 일당백의 용사'라고 할 수 있다. 갑상샘호르몬은 에너지 조달 명령을 싣고 혈관을 타고 이동해 각종 장기로 전파한다. 우리 몸 전체의 에너지 공급과 소비를 관장하는 중요한 역할을 한다. 체온 유지에 꼭 필요하고 심장, 뇌, 근육 등을 비롯한 모든 장기와 조직이 제 기능을 할 수 있도록 도와준다. 갑상샘호르몬이 부족(갑상샘저하증)하면 우리 몸은 한없이 무거워지고 기력이 없어지며 추위에 약해진다. 반대로 갑상샘호르몬이

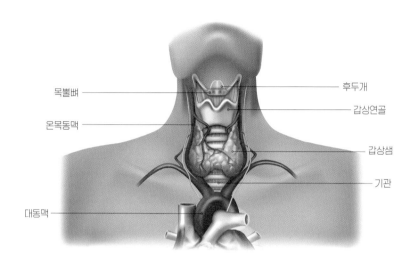

목뿔뼈
후두개
갑상연골
온목동맥
갑상샘
기관
대동맥

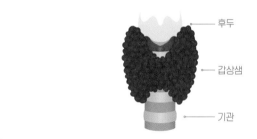

후두
갑상샘
기관

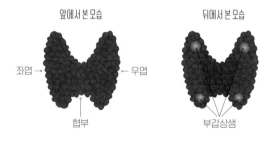

앞에서 본 모습
뒤에서 본 모습

좌엽
우엽

협부

부갑상샘

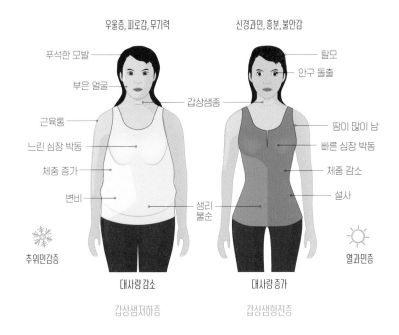

우울증, 피로감, 무기력

신경과민, 흥분, 불안감

푸석한 모발
부은 얼굴
근육통
느린 심장 박동
체중 증가
변비

탈모
안구 돌출
갑상샘종
땀이 많이 남
빠른 심장 박동
체중 감소
설사

생리
불순

추위민감증

열과민증

대사량 감소

대사량 증가

갑상샘저하증

갑상샘항진증

과도하게 분비(갑상샘항진증)되면 정반대의 현상이 나타나는데, 더위
를 못 참고 심장은 콩닥콩닥 빨리 뛰는 등 전체적인 신진대사의 항
진 증세가 나타난다.그림 7-2

갑상샘 질환은 꽤 흔한 질병이다. 우리나라 사람에게 가장 흔한
것은 갑상샘저하증으로, 갑상샘항진증보다 5배 많다. 건강보험심사
평가원의 통계에 따르면, 2020년 갑상샘저하증 환자 중 여성 환자가
83.5%를 차지하여 남성 환자보다 5배 이상 많았을 정도로 특히 여
성의 갑상샘 질환 유병률이 압도적으로 높다.

이상하게
몸이 붓고
체중이 늘어나네요

쉽게 피로해지고 유난히 감기에 잘 걸린다면? 피부가 마르는 것 같고 변비가 심하고 체중이 늘어난다면? 이럴 때는 갑상샘 기능 검사를 해 보는 것이 좋다. 갑상샘 기능이 저하되었을 때 흔히 나타나는 증상이기 때문이다. 여기서 한 걸음 더 진행하면 부쩍 얼굴이 푸석푸석해지고 목소리는 쉬고 전신의 쇠약감이 나타난다. 아울러 관절과 근육이 쑤시고 머리카락이 빠지고 기분이 우울해지며 기억력까지 감퇴하기도 한다. 콜레스테롤 수치는 올라가고 여성은 월경의 양이 많아지며 주기는 불규칙해진다.

갑상샘 기능이 떨어지면 뇌하수체의 갑상샘자극호르몬(thyroid stimulating hormone, TSH) 분비가 늘어난다. 갑상샘은 갑상샘자극호르몬의 명령을 받아 호르몬 분비를 늘리기 위해 고군분투하지만, 별로 효과가 없고 갑상샘의 크기 자체만 커지는 갑상샘종이 나타난다. 점

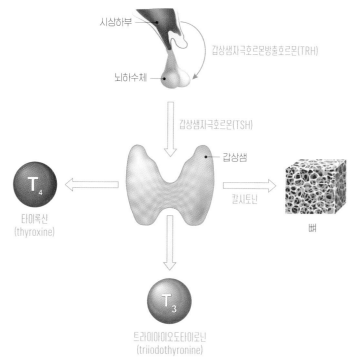

시상하부

갑상샘자극호르몬방출호르몬(TRH)

뇌하수체

갑상샘자극호르몬(TSH)

갑상샘

T_4

타이록신
(thyroxine)

칼시토닌

뼈

T_3

트라이아이오도타이로닌
(triiodothyronine)

갑상샘호르몬 분비 조절

액부종(myxedema)이라는 최악의 상황에서는 우리 몸의 모든 스위치가 꺼질 수도 있다. 체온과 혈압이 떨어지고 호흡이 느려지다가 혼수상태를 거쳐 결국 죽음에 이른다.

아이오딘(요오드) 부족은 전 세계적으로 가장 흔한 갑상샘호르몬 부족의 원인이다. 아이오딘은 갑상샘호르몬을 만드는 데 필요한 핵심 재료로, 아이오딘이 없다면 갑상샘은 무용지물인 셈이다. 아이오딘을 함유한 소금을 조미료로 쓰는 나라에서는 아이오딘 결핍 사례가 극히 드물다. 우리나라 사람들은 김이나 미역 등 해조류를 통해 아이오딘을 충분히 섭취하므로 아이오딘이 부족한 경우는 거의 없다. 아울러 천일염을 다량 함유한 된장이나 간장 등 장류, 젓갈, 김치 등에도 상당량의 아이오딘이 들어 있다.

갑상샘 자체에 문제가 생겨도 기능이 떨어질 수 있다. 자신의 갑상샘을 공격하는 자가면역항체가 생기면 아군과 적군을 구별하지 못하고 자신의 갑상샘 세포를 파괴한다. 1912년 이 병을 최초로 규명한 일본인 의사 하시모토 하카루의 이름을 따서 '하시모토 갑상샘염'이라고 부른다. 갑상샘항진증 수술로 인해 갑상샘이 제거된 것도 갑상샘 기능 저하의 원인 중 하나이다.

갑상샘저하증의 주된 치료법은 갑상샘호르몬을 보충하는 것이다. 갑상샘호르몬은 아이오딘이 3개인 것(T₃, 트라이아이오도타이로닌)과 4개인 것(T₄, 타이록신) 두 종류가 있는데, 갑상샘저하증 치료에는 T₄인 레보타이록신을 사용한다. 갑상샘호르몬 약은 임신이나 수유 중에도 사용 가능한 안전한 약물이다.

갱년기도 아닌데
자꾸 예민해지고
신경질이 나요

부쩍 더위를 많이 타고 땀을 지나치게 흘린다면? 먹어도 먹어도 살이 빠지고 신경이 몹시 예민해졌는지 자주 짜증이 난다면? 이럴 때도 갑상샘 기능에 문제가 있을 수 있다. 갑상샘호르몬이 너무 많이 만들어지는 갑상샘항진증이 발생하면 갑상샘저하증과 반대 증상이 나타난다. 추위 대신 더위를 타고, 체중이 느는 대신 살이 자꾸 빠진다. 심장 박동이 빨라지고 불규칙해지며, 손발이 떨린다. 매사에 예민해지고 짜증이 늘며, 기력은 늘 달리고 밤에는 쉬이 잠을 이루지 못한다. 머리카락은 가늘어지고 뚝뚝 끊기기도 한다. 피부는 얇아지는 것 같고 생리량이 줄거나 날짜가 드문드문해진다. 반면 장운동은 그 어느 때보다 활발해 화장실에 자주 들락거린다. 초기에는 활력이 넘치는 것 같아 정력적으로 일하지만, 뒤로 갈수록 밀려오는 피로감을 감당할 수 없게 된다. 드물게는 안구돌출

✦ **그림 7-3** 방사능을 방출하는 아이오딘 동위원소를 체내로 주입해 갑상샘 질환을 치료하는 방사성 아이오딘 치료

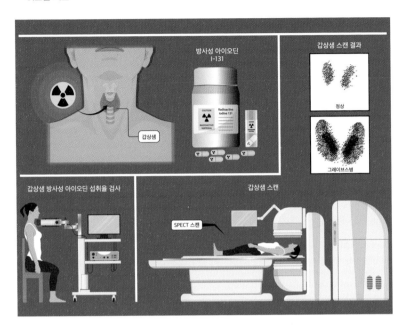

증이 나타나기도 하는데, 이는 안구 뒤쪽이 부어올라서 안구를 앞쪽으로 밀어내므로 눈이 점점 튀어나오는 증상이다.

갑상샘항진증의 대표적인 질환은 자가면역항체에 의해 유발되는 그레이브스병(Graves' disease)이다. 그레이브스병은 뇌하수체의 갑상샘자극호르몬과 같은 작용을 하는 항체인 갑상샘자극면역글로불린(thyroid stimulating immunoglobulin, TSI)을 생산한다. TSI의 끊임없는 자극으로 갑상샘 세포는 호르몬을 과다 생산하게 된다. 이 병은 잘 유전되고, 남성보다 여성에게 더 흔한 경향을 보인다.

갑상샘항진증 치료에는 약물 치료, 방사성 아이오딘 치료, 수술 치료 등 세 가지 방법을 사용한다. 대부분 약물 치료를 먼저 시행하며, 갑상샘호르몬 합성을 억제하는 약물을 주로 사용한다. 약물 치료는 보통 24개월 이상 꾸준한 약물 복용이 필요하다. 약물로 잘 조절되지 않거나 부작용이 생기면 방사성 아이오딘 치료^{그림 7-3}나 수술 요법을 사용할 수 있다. 이런 경우에는 대부분 갑상샘 기능 저하가 초래되므로 갑상샘호르몬제 복용이 필요하다.

갑상샘
건강과
탈모

머리카락이 자라고 빠지는 것은 정상적인 삶의 한 과정이다. 그러나 탈모가 지나치게 심해 나날이 머리카락이 줄어든다면, 그 스트레스는 이만저만이 아닐 것이다. 탈모로 인해 스트레스가 쌓이고, 스트레스를 많이 받으면 탈모는 더 심해져 마치 돌고 도는 회전목마처럼 상황은 악화되기만 한다. 현대 의학은 아직 탈모 문제를 해결하지 못했다. 획기적인 탈모약을 개발하면 노벨상을 받을 거라는 말도 있다. 누군가에게는 당연한 머리카락이 누군가에게는 돈을 주고서 심어야 하는 존재이다. 머리카락 2,700모를 심는 데 357만 원을 썼다는 사람도 있으니, 머리카락이 8만 개인 사람은 1억 원 이상을 머리에 이고 사는 셈이라는 농담도 있다.

한 가닥의 머리카락은 약 2~3년 정도 지속되며, 빠지고 난 후 새 가닥으로 교체되는 데 한 달 정도 소요된다. 하루에 약 100가닥의 머리카락이 빠지는데, 이후 새로운 머리카락이 자라지 않거나 훨씬 얇은 가닥으로 대체되면 탈모가 시작되었다고 판단한다. 탈모는 유전의 영향을 강하게 받는다. 그 외에 호르몬 변화나 약물 등에 의할 수도 있는데, 갑상샘호르몬도 탈모에 영향을 줄 수 있다. 갑상샘호르몬은 모낭 발달과 유지에 중요한 역할을 하기 때문이다. 갑상샘호르몬이 너무 많거나(그레이브스병) 부족하면(하시모토병) 뿌리 부분의 모발 발달에 영향을 미친다. 그리고 머리카락뿐만 아니라 체모와 눈썹에도 영향을 미치는 확산성 탈모로 이어질 수도 있다.

갑상샘호르몬을 지나치게 많이 분비하면 신진대사 속도가 너무 빨라져 머리카락에 공급할 영양분이 모낭에 닿기도 전에 소진되고 만다. 머리카락 성장에 필요한 영양소의 원활한 공급이 어려워지고 탈모가 유발된다. 머리카락이 서서히 가늘어지면서 탈모로 진행되고 머리카락의 밀도가 떨어진다. 갑상샘항진증으로 인한 탈모는 국소적인 탈모가 아니라 전반적으로 조금씩 빠지는 양상으로 진행된다.

갑상샘저하증도 탈모를 유발하는 대표적인 전신 질환이다. 여성은 폐경 이후 탈모 가능성이 증가하는데, 특히 갑상샘저하증이 문제가 되는 경우가 많다. 갑상샘호르몬 감소는 신진대사 속도를 늦춰 두피에 공급하는 영양이 충분하지 않게 된다. 모낭 세포의 분열이 억제되어 머리카락의 퇴행기가 촉진된다. 휴지기 머리카락이 성장기로 들어가는 것을 억제하여 탈모가 유발되며, 머리카락이 푸석푸석해지면서 쉽게 끊어지고 잘 부서진다. 갑상샘저하증 환자의 25% 정도가 눈썹 바깥쪽 3분의 1이 빠지고, 30% 정도에서 탈모가 발생한다.

성호르몬

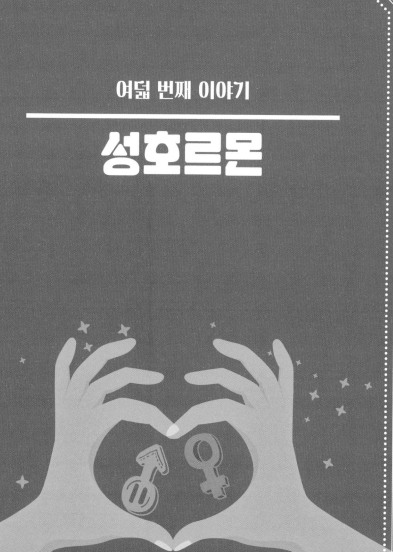

Hormone

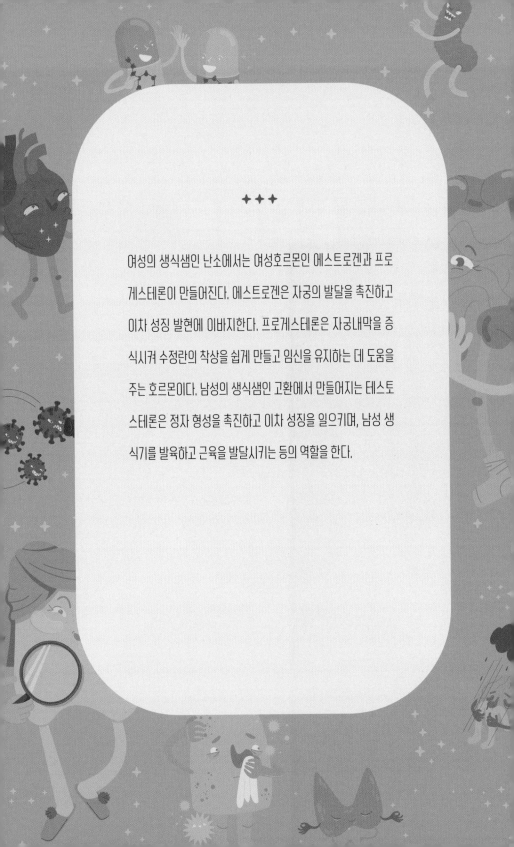

✦✦✦

여성의 생식샘인 난소에서는 여성호르몬인 에스트로겐과 프로게스테론이 만들어진다. 에스트로겐은 자궁의 발달을 촉진하고 이차 성징 발현에 이바지한다. 프로게스테론은 자궁내막을 증식시켜 수정란의 착상을 쉽게 만들고 임신을 유지하는 데 도움을 주는 호르몬이다. 남성의 생식샘인 고환에서 만들어지는 테스토스테론은 정자 형성을 촉진하고 이차 성징을 일으키며, 남성 생식기를 발육하고 근육을 발달시키는 등의 역할을 한다.

질풍노도의 시기,
사춘기의
호르몬과 뇌

 사춘기는 어린이가 성인이 되는 과정의 중간 단계로, 일생 중 가장 빠르게 성장하는 시기이다. 여자의 경우 사춘기가 일찍 시작하여 평균적으로 만 11.5세부터 급속히 성장하고, 남자는 약 2년 정도 늦다. 사춘기는 뇌의 영향을 받아 시작되는데, 시상하부가 만드는 생식샘자극호르몬방출호르몬(gonadotropin releasing hormone, GnRH)은 뇌하수체 전엽에서 황체형성호르몬(luteinizing hormone, LH) 생성을 자극한다. 황체형성호르몬은 여자의 난소와 남자의 고환 활동을 시작하는 신호를 보내 난소에서는 에스트로겐, 고환에서는 테스토스테론 분비가 증가하여 이차 성징이 나타나고 남녀의 차이가 두드러진다.^{그림 8-1}

성호르몬의 변화로 인해 사춘기에 접어드는데, 이때 신체적인 변화만 나타나는 것이 아니다. 2015년 개봉한 영화 〈인사이드 아웃〉에

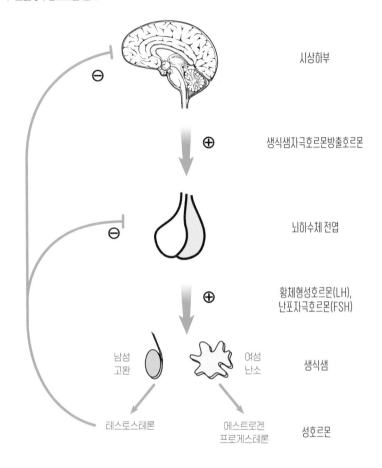

시상하부

생식샘자극호르몬방출호르몬

뇌하수체 전엽

황체형성호르몬(LH),
난포자극호르몬(FSH)

남성   여성
고환   난소   생식샘

테스토스테론   에스트로겐   성호르몬
              프로게스테론

는 사춘기에 접어든 열한 살 소녀 라일리가 나온다. 라일리의 뇌에
는 변화무쌍한 다섯 가지 감정의 캐릭터들이 살고 있는데, 바로 '기
쁨이', '슬픔이', '버럭이', '까칠이' 그리고 '소심이'다. 사춘기 청소년
은 라일리처럼 명랑했던 성격이 갑자기 조용하고 내성적으로 변하

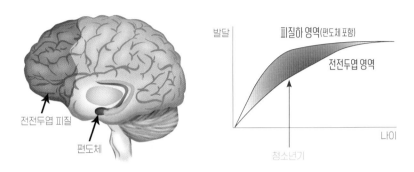

✦ **그림 8-2** 청소년기 뇌의 편도체 부위는 급격히 발달하는 반면, 전전두엽 부위는 상대적으로 완만하게 발달한다.

는 등 감정의 기복이 심한 경우가 많다. 반항기가 많아지고 걸핏하면 미운 짓만 골라서 하는 것처럼 보이니 부모 처지에서는 멀쩡하던 애가 갑자기 이상하게 변해버린 것 같다고 하소연하기도 한다. 호르몬의 변화만으로는 설명할 수 없는 사춘기 청소년의 갑작스러운 행동 변화는 사춘기 뇌의 변화와 관련이 있다.

사춘기를 맞은 청소년의 뇌는 모든 부위가 한꺼번에 골고루 발달하지 않으므로 인지를 담당하는 뇌 영역과 감정을 담당하는 뇌 영역 간 발달의 불균형을 보인다. 특히 테스토스테론 분비가 증가하면서 즉각적이고 강렬한 감정을 처리하는 편도체의 발달이 두드러진다. 반면 감정적 반응을 조절하는 인지적 사고를 담당하는 전전두엽 피질은 상대적으로 천천히 발달한다.^{그림 8-2} 이 불균형 때문에 사춘기 청소년은 감정과 본능에 더 민감한 경향이 있고, 쉽게 흥분하거나 상처받는다. 부모가 별생각 없이 툭 던진 말에 사춘기 청소년이 갑자기 울거나 벌컥 화를 내는 이유라고 할 수 있다.

사춘기는 복측피개부와 측좌핵이 중추적인 역할을 하는 보상 관련 연결망의 반응이 가장 활발한 시기이다. 청소년기에는 도파민이 활발히 분비되기 때문에 보상의 효과가 매우 크다. 그래서 쉽게 게임에 중독되거나 헬멧도 쓰지 않고 오토바이를 타는 등 충동적이고 위험을 무릅쓰는 행동을 할 가능성이 커진다. 특히 '사회적'인 성격을 띠는 보상의 영향력이 커 선생님의 말 한마디에 크게 동기부여가 되거나 반대로 좌절하기도 하며 또래 친구들의 평판을 중요시한다. 1955년에 개봉한 〈이유 없는 반항〉이라는 영화가 있다. 학교에 적응하지 못하는 열일곱 살의 소년 짐 스타크 역을 맡았던 제임스 딘은 이 영화로 일약 스타 반열에 올랐고 영원한 청춘의 아이콘이 되었다. 이 영화에는 짐 스타크가 또래들이 지켜보는 가운데 자동차를 타고 낭떠러지를 향해 전속력으로 질주하다가 먼저 차에서 뛰어내리는 사람이 지는 내기인 '치킨 런' 게임을 하는 장면이 나온다. 이처럼 혼자서는 절대 불가능하지만, 또래가 지켜보면 무슨 일이든 할 수 있는 시기가 바로 청소년기이다.

얼핏 보기에 말썽으로밖에 여길 수 없는 사춘기 이상 행동의 근저에는 이러한 뇌의 변화가 깔려 있다. 그러나 연구에 따르면 가족 간의 유대감이 클수록 청소년의 위험 행동 빈도는 낮아진다. 가족이 제공하는 감정적, 사회적 보상이 긍정적 역할을 하는 것이다. 억압과 방임 대신 이해와 소통이 중요한 이유라고 할 수 있다.

여성 건강의 지표, 월경

 매년 5월 28일은 '세계 월경의 날'이다. 이날을 택한 이유는 월경은 평균 5일간 지속되고, 통상 음력의 한 달에 해당하는 28일을 한 주기로 하기 때문이다. 월경 주기는 출혈의 첫날부터 시작하며 이날을 1일로 삼는다. 월경 기간은 일반적으로 3~7일 정도이고, 월경 주기는 개인에 따라서 21~35일로 매우 다양하다. 요즘이야 초경을 맞은 딸에게 선물과 꽃을 주면서 진짜 여자가 되었음을 축하할 정도로 월경을 부끄러운 것이 아닌 자연스러운 현상으로 여기게 되었지만, 예전에는 여성의 월경을 바라보는 시각이 상당히 부정적이었다. 일부 국가나 문화권에서는 월경을 신성하지 못하고 불결하고 더러운 것으로 여기기도 했다. 역사적으로 신성한 의식이나 장소에서 여성들을 배제하는 경우가 상당히 많았는데, 월경 중인 여성은 더 말할 것도 없었다.

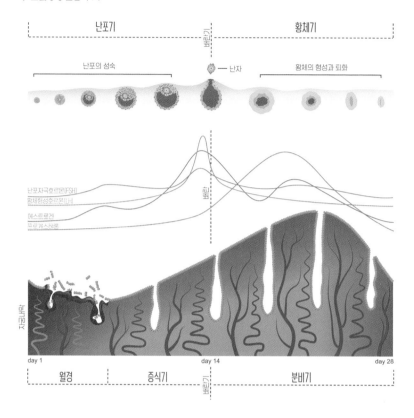

여성의 월경이 정상이라는 말은 곧 그 여성이 육체적, 정신적으로 건강하다는 것을 의미한다. 여성 몸속의 내분비계와 생식계가 잘 작동하고 있음을 뜻한다. 따라서 정상적인 월경은 건강한 여성의 지표이자 축복이며 신의 선물이라 할 수 있다. 의학적 의미의 월경은 배란 후 일정 기간이 지나서 자궁내막이 탈락하여 일어나는 주기적이고 예측 가능한 정상적 질 출혈을 말한다. 월경혈은 혈액 성분과 아울러 자궁내막 세포, 질 점막 세포, 질 분비액, 세균 덩어리와 기타 이물질 등을 포함한다. 평균 월경량은 33ml 정도이고 월경혈은 부상으로 인한 출혈과 달리 일반적으로 응고되지는 않는다.

월경 주기는 여러 호르몬의 복잡한 상호작용으로 조절된다.^{그림 8-3} 뇌하수체에서 분비되는 난포자극호르몬(follicle stimulating hormone, FSH)과 황체형성호르몬(LH)은 배란을 촉진하고 난소를 자극하여 에스트로겐과 프로게스테론을 만든다. 월경 주기는 뇌하수체 호르몬, 난소, 난소 호르몬, 자궁내막의 상태에 따라 난포기(follicular phase), 배란기(ovulation phase), 황체기(luteal phase)의 3단계로 이루어진다.

난포기는 월경 출혈로 시작하며, 이날이 월경 주기의 첫 번째 날이다. 난포기 초반에는 에스트로겐과 프로게스테론 수치가 매우 낮다. 두꺼워진 자궁내막의 최상층이 무너져 떨어져 나오며 월경 출혈이 발생한다. 난포자극호르몬이 약간 증가하여 난소에 있는 3~30개 정도의 난포의 발달을 자극한다. 각각의 난포에는 난자가 들어 있다. 난포기 후반부에는 난포자극호르몬이 감소함에 따라 하나의 난포만 선택되어 계속해서 발달하고 나머지는 퇴화한다. 선택된 하나의 난포는 에스트로겐을 생성하여 분비하고, 증가한 에스트로겐은 자궁내막의 증식을 준비하고 황체형성호르몬의 급증(LH surge)을 자극한다. 점차 증가하는 에스트로겐 수치는 배란이 일어나기 직전 최고조에 달한다. 난포기는 평균 13~14일 정도 지속되는데, 세 단계 중 가장 기간 변동이 심하다. 난포기는 황체형성호르몬의 급격한 증가와 함께 끝이 난다.

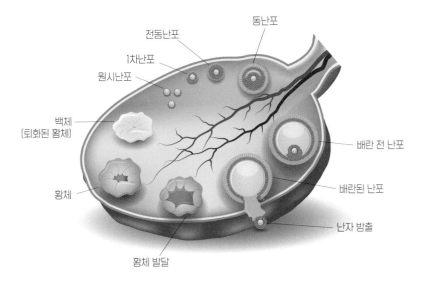

동난포

전동난포

1차난포

원시난포

백체
(퇴화된 황체)

배란 전 난포

황체

배란된 난포

난자 방출

황체 발달

배란기는 황체형성호르몬 급증과 함께 시작되는데, 이 호르몬이 난자의 방출(배란)을 자극한다.^{그림 8-4} 난포자극호르몬도 증가하는데 그 기능은 확실하게 밝혀지지 않았다. 배란기는 16~32시간 정도 지속되고, 난자 방출과 함께 끝이 난다. 난자는 방출 후 12시간 동안만 수정할 수 있다. 배란기 동안 에스트로겐 수치는 감소하고 프로게스테론 분비가 증가하기 시작한다.

난소는 매우 특별한 장기이다. 모든 여성은 이미 완성된 난소를 가지고 태어나는데, 이 속에는 난자가 마치 출동 명령만을 기다리는 군인들처럼 대기하고 있다. 난소 속 난자의 개수는 소리 소문도 없이 점점 줄어드는데, 태아 시절인 임신 20주에 가장 많아 600만~700만 개 정도 된다. 태어날 때는 약 100만~200만 개로 줄어들고, 생리가 시작되는 사춘기에는 약 30만 개 정도로 다시 줄어든다. 우리나라 여성의 평균 폐경 나이인 50세 전후에는 약 1천 개 미만의 난자만 난소에 남아 있게 된다. 초경 후 난소는 매달 하나의 난자를 키워 내보낸다. 여성의 가임 기간을 30년 정도로 잡으면 실제로 배란되는 난자는 360개 정도만 필요하니 나머지는 예비 병력인 셈이다. 배란은 여성이 행하는 가장 예민하고 중요한 작업 중 하나이다.

황체기는 배란과 함께 시작되는데, 수정이 일어나지 않으면 약 14일 정도 지속된다. 황체기에는 황체형성호르몬과 난포자극호르몬 수치가 감소한다. 파열된 난포는 난자를 방출한 후 닫히고 황체(corpus luteum)를 형성한다. 황체에서는 프로게스테론을 만든다. 배란이 일어나는 시점부터 급격히 떨어지던 에스트로겐은 황체기가 시작되면서 다시 상승하여 높은 수치를 유지한다. 프로게스테론과 에스트로겐은 수정 가능성을 높이기 위해 자궁내막을 더 두껍게 만든다. 난자가 나오고 일주일 후까지 수정이 일어나지 않으면 황체는 퇴화하여 더는 프로게스테론을 생성하지 않는다. 에스트로겐 수치도 감소하고 자궁내막의 맨 위층이 탈락하여 떨어지면서 월경 출혈이 발생한다. 새로운 월경 주기가 다시 시작되는 것이다. 만약 난자가 정자를 만나 수정되면 황체는 임신 초기에 퇴화하지 않고 기능을 계속하여 임신 유지에 도움을 준다.

월경전증후군

 20대 여대생 K는 월경 전만 되면 감정 기복이 말할 수 없이 심해진다. 짜증, 화, 불안, 우울 등의 감정이 수시로 교차하면서 기분은 엉망이 된다. 공부에 대한 흥미도 사라지고 집중력도 떨어져 강의 듣기도 힘이 든다. 식욕도 떨어지고 밤에는 잠을 잘 이루지 못한다. 그러다가 월경이 시작되면 이 모든 증상은 온데간데없이 사라지지만, 매달 반복되는 이런 증상에 도무지 익숙해지지 않고 매번 힘이 든다.

이 여성의 예에서 보이는 것은 월경 전만 되면 반복적으로 나타나는 다양한 신체 증상(유방 압통, 팽만감, 두통, 여드름, 복통 및 피로)과 감정 증상(기분 변화, 예민, 불안, 우울, 인지력 및 집중력 장애)인 월경전증후군(premenstrual syndrome)이다.^{그림 8-5} 그 가운데 특히 감정 증상이 심한 경우를 월경전불쾌장애(premenstrual dysphoric disorder)라고 부르기도 한다.

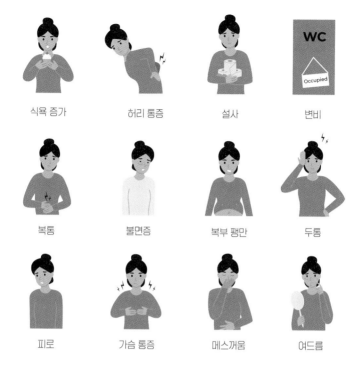

식욕 증가   허리 통증   설사   변비

복통   불면증   복부 팽만   두통

피로   가슴 통증   메스꺼움   여드름

    월경전증후군의 정확한 원인은 알려지지 않았지만, 패턴으로 미루어 보면 우리 몸속 호르몬의 변화로 인한 것이라고 볼 수 있다. 배란 후 황체가 퇴화하기 시작하면서 에스트로겐과 프로게스테론 수치가 감소한다. 이는 기분을 조절하는 것으로 알려진 뇌 세로토닌 수치의 감소로 이어지는데, 이 변화가 월경전증후군 증상과 연관이 있는 것으로 보인다. 월경전증후군 증상이 심한 여성은 세로토닌 수치가 낮은 경향이 있다. 아울러 황체기에 자궁내막에서 혈류로 분비

되는 통증 유발 물질인 프로스타글란딘도 원인 중 하나로 추정되고 있다.

생각보다 많은 가임기 여성이 월경전증후군을 경험한다. 이 중 10% 정도는 일상생활에 지장을 줄 정도로 심한 월경전증후군을 겪는다. 원인이 확실하지 않기에 확실한 치료법은 존재하지 않지만, 규칙적인 식습관과 균형 잡힌 식이 요법, 충분한 수면, 운동, 금연, 카페인 줄이기 등으로 증상 개선을 기대할 수 있다.

생리통과 내분비계 교란 물질

 생리통은 가임기 여성의 절반 이상이 경험할 정도로 흔한 증상이다. 가벼운 통증부터 심한 통증까지 다양하게 나타나며 일부 여성의 경우 상상을 초월할 정도로 통증이 극심하여 일상생활에 지장이 있을 정도이다. 생리통은 대개 자궁내막에서 생성하는 화학물질인 프로스타글란딘과 관련이 있다. 프로스타글란딘이 지나치게 증가하면 자궁 근육과 혈관의 고통스러운 수축을 유발한다. 월경 주기 중 자궁내막을 두껍게 만드는 호르몬인 에스트로겐 수치가 과도하게 높아지면 자궁내막의 두께가 필요 이상으로 두꺼워진다. 이로 인해 프로스타글란딘이 더 많이 분비되고 생리통이 더 심해질 수 있다.

그런데 우리 주변에서 흔히 접하는 환경호르몬이라 불리는 화학물질이 생리통과 밀접한 관련이 있을 수도 있다. 환경호르몬은 말만

호르몬이지 우리 몸에서 자연스럽게 만들어지는 것이 아니다. 각종 산업 활동으로 만들어진 화학물질이 우리 몸속에 흡수되어 호르몬과 비슷한 역할을 한다. 문제는 이들 화학물질이 우리 몸의 정상적인 호르몬 작용을 방해하고 자손에게까지 부정적인 영향을 끼친다는 데 있다. 환경호르몬의 정식 명칭은 '내분비계 교란 물질(endocrine disrupting chemicals, EDC)'이다. 1997년 일본의 한 방송 프로그램에서 이름 붙인 환경호르몬이라는 명칭이 우리나라에서도 사용되고 있는 것인데, 자의적인 일본식 용어인 셈이다.

2006년에 방송되었던 〈SBS 스페셜〉 '환경호르몬의 습격' 편은 심각한 생리통을 유발하는 내분비계 교란 물질에 대한 경고를 담고 있다. 방송에서 조사한 1,400명의 중고생 중 생리통 때문에 진통제를 사용하는 비율은 35%에 달했다. "누가 배를 칼로 갈기갈기 찢는 것 같다."라고 말한 한 학생은 고통이 극심하여 손톱으로 방 안 벽지를 할퀴기도 한다. 다른 학생은 생리통으로 인해 먹은 것을 다 토하고 위액까지 넘어오는 등 거의 초주검이 되었다. 일부 내분비계 교란 물질은 여성의 몸속에서 에스트로겐과 유사한 작용을 한다. 그 결과 월경 주기 중 에스트로겐의 작용이 과도해져 자궁내막이 지나치게 두꺼워진다. 월경 기간 중 지나치게 많은 양의 혈액과 자궁내막 층이 탈락하면서 그만큼 프로스타글란딘이 많이 만들어져 극심한 통증을 느끼게 된다. 아울러 내분비계 교란 물질은 자궁내막증 같은 부인과 질환을 유발하는 원인이 되기도 한다. 방송에서 참가자들에게 플라스틱 제품과 합성세제를 쓰지 않고 유기농 식품과 정수한 물만 먹게 하는 등 내분비계 교란 물질을 차단하는 실험을 했는데, 그 결과는 매우 놀라웠다. 단 한 달 만에 참가자들의 생리통이 감쪽같이 사라진 것이다.

사실 우리 주변에 널려 있는 내분비계 교란 물질의 영향에서 완전히 벗어나기란 불가능에 가깝다. 우리는 살면서 의식하지 못하는 사이에 이들 화학물질에 일상적으로 노출되는 경우가 많다. 다는 아니지만 비누, 샴푸, 생리대, 화장품, 방향제 등 일부 제품에서 내분비계 교란 물질이 발견되므로 여성들은 특히 더 내분비계 교란 물질을 피하기 어렵다. 그러나 생활 속에서 내분비계 교란 물질의 영향을 최소화하려는 노력은 필요하다. 친환경 제품을 사용하고, 채소 위주의 유기농 식사를 하고, 폴리카보네이트 소재의 플라스틱병이나 용기 사용은 금하는 것이 좋다. 일회용 생리대 대신 면 생리대나 유기농 생리대를 사용하는 것도 도움이 될 수 있다. 내분비계 교란 물질이 포함된 다양한 물건에 자주 접촉할 수밖에 없는 손을 자주 씻고, 물을 많이 마시고, 규칙적인 운동을 하는 것도 내분비계 교란 물질 배출에 도움이 된다. 여성 건강의 이상 신호인 지나친 생리통을 무조건 참거나 진통제만으로 다스릴 것이 아니라 호르몬 균형을 회복하려는 노력을 통해 근본적으로 치료할 필요가 있다.

임신과
출산

 배란된 난자가 정자를 만나 수정이 되면 여성의 호르몬
은 많은 변화를 보인다.^{그림 8-6} 건강한 임신과 출산에 필
요한 호르몬은 다음과 같다.

1. 임신을 알려 주는 호르몬, 사람융모생식샘자극호르몬(human
   chorionic gonadotropin, hCG): 수정란이 자궁벽에 무사히 안착하면
   태반이 형성된다. 태반은 태아에게 영양분과 산소를 공급하고
   hCG를 분비하여 임신을 유지하는 데 도움을 준다. hCG가 분
   비되면 황체는 퇴화하지 않고 기능을 그대로 유지하여 프로게
   스테론을 지속해서 분비한다. 임신 여부 확인을 위해 소변 검
   사에서 검출하는 것이 바로 hCG이다. 소변을 통해 배설되는
   hCG는 월경 예정일이 약 10일 정도 지난 후에 측정할 수 있

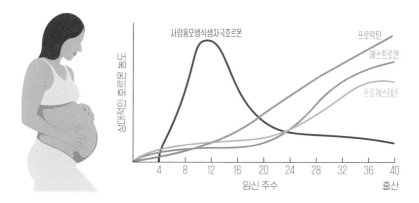

다. hCG는 임신 기간 동안 농도가 달라지는데, 임신 첫 삼분기 (1~12주)에 꾸준히 증가하여 마지막 월경 주기 이후 10주경 정점에 이르고 남은 임신 기간 동안 서서히 줄어든다.

2. **자궁을 튼튼하게 하는 에스트로겐과 프로게스테론**: 수정이 되지 않으면 황체는 퇴화하고 에스트로겐과 프로게스테론 수치는 감소한다. 수정란이 잘 착상하면 황체는 기능을 유지하여 에스트로겐과 프로게스테론을 계속해서 분비한다. 임신 첫 삼분기 후에는 태반에서 에스트로겐과 프로게스테론을 지속적으로 분비하여 분만 직전 수치가 정점에 이르고 출산 후 감소한다. 임신 중 에스트로겐과 프로게스테론은 자궁을 튼튼하게 만들어 태아가 잘 자랄 수 있는 환경을 조성한다. 에스트로겐은 자라나는 태아가 자궁안에서 충분한 공간을 확보할 수 있도록 자궁의 크기를 증가시킨다. 자궁은 임신 전 주먹만 한 크

기에서 분만 직전에는 수박만큼 커지는데, 무려 1,000배나 커진다. 프로게스테론은 자궁내막을 두껍게 유지하여 수정란의 착상을 돕고 임신을 유지하는 데 이바지한다.

3. 원활한 분만을 위한 호르몬, 옥시토신: 시상하부에서 만들어져 뇌하수체 후엽에서 분비되는 호르몬인 옥시토신은 산모의 자궁을 수축시켜 원활한 분만을 유도한다. 사랑 호르몬 혹은 유대감 호르몬으로 알려진 옥시토신은 엄마와 아기의 유대를 강화하는 데 도움을 준다. 임신 첫 삼분기 동안 증가한 옥시토신은 산모의 신진대사에 영향을 미치고 체중을 늘린다. 저장된 에너지는 나중에 태아가 빠르게 성장하는 시기에 유용하게 사용된다. 그리고 임신 초기 산모의 행동을 더 조심스럽게 만들어 산모 자신과 아기를 보호하도록 한다. 진통이 시작되면 옥시토신은 강력한 자궁 수축을 유발하여 아기가 원만하게 나오도록 한다. 아기가 태어난 후 옥시토신은 산모의 스트레스를 낮추고 긴장을 풀게 만드는 데 도움이 된다. 분만 시 샘솟듯 분출된 옥시토신이 출산의 고통을 잊어버리게 하는 셈이다.

인생의 제2막, 폐경

여성은 사춘기가 시작되고 폐경을 맞기까지 가임기 동안 매달 난소에서 난자를 하나씩 키워서 내보낸다. 배란이 가능할 정도로 완전히 성숙하기 직전의 난자를 난모세포라고 하는데, 난소에 저장된 난모세포의 수는 유한하므로 이를 다 소진하면 폐경기에 이른다. 폐경 후 여성은 더는 배란이 일어나지 않으며, 난소에서 만들어지는 에스트로겐과 프로게스테론의 양이 급격하게 줄어든다. 이를 신호로 삼아 몸에서는 여러 가지 달갑지 않은 신체적, 정서적 변화가 찾아온다. 월경은 약 1년여에 걸쳐서 서서히 끊기게 되는데, 월경이 완전히 멈춘 상태를 폐경이라고 한다.

폐경이 가까워지면 여성에게는 다양한 증상이 나타난다.^{그림 8-7} 전혀 증상이 없는 예도 있지만, 일부에서는 증상이 매우 심하여 일상생활에 지장을 줄 수도 있다. 월경 주기가 불규칙하게 변화하고, 얼

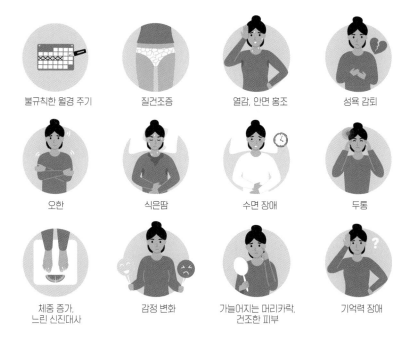

불규칙한 월경 주기 | 질건조증 | 열감, 안면 홍조 | 성욕 감퇴

오한 | 식은땀 | 수면 장애 | 두통

체중 증가,
느린 신진대사 | 감정 변화 | 가늘어지는 머리카락,
건조한 피부 | 기억력 장애

굴이나 목 등에 열감을 느끼는 안면 홍조, 수면 장애, 피로, 불안, 기분 저하, 스트레스, 성욕 감퇴, 성교통 등의 증상이 나타난다.

　폐경기 증상은 대부분 시간이 지나면 자연히 사라진다. 일부 증상이 심한 경우 에스트로겐을 이용한 호르몬 치료가 폐경기 증상 완화에 도움이 될 수 있다. 그러나 장기적인 안전성과 부작용 등 논란의 여지가 많으므로 신중하게 치료해야 한다. 1991년 미국에서 호르몬 치료에 관한 대규모 연구가 진행되었는데, 에스트로겐 치료로 관상동맥심장질환, 침윤성 유방암, 뇌졸중 그리고 폐 혈전 생성의 위험성이 높아졌다는 결과를 얻었다. 따라서 호르몬 치료를 할 때는 가능한 한 가장 낮은 용량을 가장 단기간만 사용하는 것이 좋다.

한번 떨어진 에스트로겐 수치는 다시 회복되지 않는다. 평균 수명이 증가함에 따라 여성들은 에스트로겐 결핍 상태로 인생의 3분의 1가량을 살아야 한다. 하지만 위축될 필요는 전혀 없다. 폐경은 여성에게 암울한 노년기가 시작되었다는 의미를 담은 신호는 아니다. 대자연이 가임기를 별도로 정한 것은 신체적으로 가장 건강한 시기에 번식에 힘쓰고 나머지 기간은 편히 쉬어도 좋다는 일종의 배려라고 할 수 있다. 인생의 다음 단계로 넘어가는 자연스러운 통과 의례일 뿐이다. 가임기 동안 에스트로겐과 프로게스테론의 끊임없는 변동에 시달려 온 여성이 더는 이로 인한 변화를 겪지 않아도 된다는 의미라고 할 수 있다. 균형 잡힌 식생활과 적당한 운동을 통해 활기차고 행복한 인생의 제2막을 맞이할 수 있을 것이다.

남자의 폐경기, 남성 갱년기

갱년기는 여성에게만 나타나는 전유물이 아니라 남성에게도 찾아온다. 남성도 나이가 들어가면서 남성호르몬이 감소하는데, 이에 따른 다양한 신체적, 정서적 증상들이 50대 전후부터 나타나게 된다.^{그림 8-8} 다만 에스트로겐이 급격히 감소하여 몸과 마음의 변화를 자각할 수 있는 여성과는 달리, 테스토스테론은 20대에 정점을 찍은 후 30대부터 서서히 감소하여 해마다 1% 정도씩 감소하므로, 이로 인한 증상 역시 서서히 완화되어 나타나는 것이 일반적이다. 쉽게 우울해지고, 짜증도 많아지고, 일상생활에 의욕이 줄어든다면 남성 갱년기를 의심할 필요가 있다. 테스토스테론의 감소는 성욕 감소, 성 기능 감소, 우울함, 피로감, 무기력증, 불면증 등의 증상을 초래할 수 있다.

혈액 검사에서 테스토스테론 수치가 3.5 ng/ml 미만이면 남성 갱

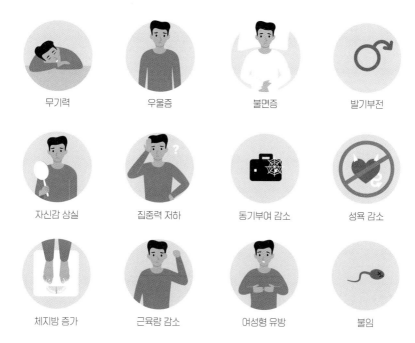

무기력 우울증 불면증 발기부전

자신감 상실 집중력 저하 동기부여 감소 성욕 감소

체지방 증가 근육량 감소 여성형 유방 불임

넌기로 진단하고 3.0ng/ml 이하라면 적극적인 치료가 필요한 상태로 본다. 호르몬을 보충할 수도 있지만, 무엇보다 중요한 것은 생활습관 개선이다. 흡연과 음주를 줄이고 규칙적으로 잠을 자는 것이 좋다. 내장 비만을 개선하기 위해 꾸준한 운동 습관을 들이는 것도 중요하다. 또한 스트레스는 갱년기 증상을 악화시킬 수 있으므로 스트레스를 줄이려는 노력도 필요하다.

편두통은
왜 여성에게
더 흔할까?

 평생 살면서 두통을 한 번도 경험하지 않은 사람은 없을 정도로 두통은 매우 흔한 증상이다. 대한두통학회의 자료에 따르면 여성의 66%, 남성의 57%가 1년에 적어도 한 번 이상의 두통을 호소한다. 심한 통증과 함께 "머리가 쿵쿵대면서 욱신거리듯 아프다."라고 표현하는 편두통은 여성에게서 3배 정도 더 많이 발생한다. 특히 가임기 여성의 편두통 발생률은 남성과 비교해 무려 5배 정도 더 높게 나타난다. 우리나라에서 편두통으로 진료를 받는 환자 10명 가운데 7명은 여성인 것으로 나타났는데, 이는 에스트로겐 수치와 밀접한 관련이 있는 것으로 보인다.

편두통은 사춘기나 20대 초반에 시작되는 경우가 많은데, 여성은 특히 초경을 시작하는 무렵 처음으로 느끼게 되는 예가 많다. 편두통이 있는 여성의 60% 정도는 월경 시작 전후에 편두통이 더 심해진다. 월경이 시작되는 시점은 월경 주기 중 에스트로겐 수치가 가장 낮은 시기인데, 에스트로겐의 급격한 감소는 여성을 편두통 유발 요인(수면 부족, 지나친 스트레스, 격렬한 운동, 과로, 적포도주 등)에 더 취약하게 만드는 것으로 보인다. 실제로 편두통이 심한 여성들은 월경 전날 에스트로겐 수치가 40% 감소했지만, 편두통이 없는 여성들은 30% 감소에 그쳤다. 또한 에스트로겐 수치가 증가하면 편두통 발생 건수는 감소하는 것으로 나타났다. 에스트로겐 수치가 높게 유지되는 임신 중에는 편두통이 호전되는 것을 볼 수 있지만 출산 후에는 에스트로겐이 줄어들어 다시 편두통 증상이 나타나는 예가 많다. 같은 이유로 폐경 후에는 편두통 증상이 악화되기도 한다.

편두통의 원인은 아직 정확하게 밝혀지지 않았다. 약물 치료도 물론 중요하지만, 편두통을 유발하는 위험 요인을 피하는 것이 상책이다. 수면 시간이 너무 많거나 적은 것은 편두통을 유발할 가능성이 크므로 적절한 수면 시간을 갖는 것이 좋다. 편두통을 유발한다고 알려진 일부 음식(술, 탄산음료, 초콜릿, 적포도주, 치즈 등)의 섭취를 피한다. 규칙적인 운동은 스트레스를 줄이고 편두통을 예방하는 데 도움이 된다. 오랜 시간 음식을 섭취하지 않는 것도 편두통 유발 요인이 될 수 있으므로 되도록 규칙적으로 식사하는 것이 좋다.

에스트로겐의
인지 기능
개선 효과

난소에서 만들어지는 대표적인 여성호르몬인 에스트로겐은 여성에게만 있는 것이 아니라 남성에게서도 발견된다. 전체적인 양은 여성과 비교해 매우 적지만, 뇌에서는 남녀 모두 비슷하게 존재한다. 그 이유는 신경세포(뉴런)에서 직접 에스트로겐을 만들기 때문이다. 그렇다면 신경세포는 왜 에스트로겐을 만드는 걸까?

미국 오거스타주립대학교 연구진은 이 질문에 대한 답을 얻기 위해 전뇌(forebrain) 신경세포가 테스토스테론을 에스트로겐으로 전환하는 효소인 아로마타제(aromatase) 유전자의 기능을 없앤 생쥐를 만들었다. 이 돌연변이 생쥐는 전뇌 신경세포에서 에스트로겐을 제대로 만들지 못해 에스트로겐 수치가 정상 생쥐의 20~30% 수준으로 감소했다. 신경세포에서 만드는 에스트로겐이 줄어들었을 때 돌연변이 생쥐의 뇌 기능에는 어떤 변화가 나타났을까?

해마가 관여하는 공간 학습과 기억을 측정하는 데 사용하는 도구인 반즈 미로(Barnes maze) 테스트 결과 돌연변이 생쥐는 정상 생쥐보다 미로를 탈출하는 데 훨씬 더 많은 시간이 걸렸다. 공간 학습 능력과 기억 능력이 저하한 것이다. 새로운 물체를 탐색하는 시간을 측정하여 알아본 작업 기억 능력 역시 돌연변이 생쥐는 정상 생쥐보다 떨어져 있어 전날 일을 제대로 기억하지 못했다. 신경세포에서 에스트로겐을 제대로 생성하지 못하는 돌연변이 생쥐가 학습 및 기억 능력이 떨어지는 이유는 신경세포와 신경세포 간의 연결, 즉 시냅스(synapse)를 제대로 만들지 못함에 있었다. 이 현상은 특히 수컷 생쥐보다 암컷 생쥐에서 더 현저히 나타났다. 실제로 시냅스의 개수를 측정해 보니 돌연변이 수컷 생쥐는 정상보다 33% 적었지만, 돌연변이 암컷 생쥐는 정상의 절반 정도에 그쳤다. 나이가 들수록 인지 능력이 저하하는 이유가 뇌 신경세포에서 에스트로겐이 충분히 만들어지지 않는 것에 있을 가능성도 있다고 여겨진다.

에스트로겐의 인지 기능 개선 효과는 북미폐경학회(North American Menopause Society, NAMS)의 스테파니 포비온 박사 연구팀이 폐경 여성 2,000여 명을 대상으로 한 연구에서도 확인할 수 있었다. 2019년 연구팀은 평생 에스트로겐에 노출된 기간이 긴 여성의 경우 인지 기능이 양호하다는 연구 결과를 발표했다. 폐경 후 에스트로겐 대체 요법을 일찍 시작할수록 인지 기능이 우수했으며, 나이가 많은 그룹에서는 에스트로겐 치료를 오래 할수록 더 우수한 효과가 나타났다.

그리고 에스트로겐 치료를 하지 않은 40세 이전의 조기 폐경 여성이나 40~45세의 이른 폐경 여성에게서는 인지 기능 저하가 관찰되었다. 그러나 에스트로겐 대체 요법은 유방암 발병 위험성을 높일 수도 있기에 일반적으로 폐경 여성에게 권장하는 치료법은 아니다. 더 많은 연구가 필요하겠으나, 폐경 후 여성의 에스트로겐 치료는 인지 기능 개선에 일부 긍정적인 효과를 보일 가능성이 있다.

스마트폰과
디지털 스트레스

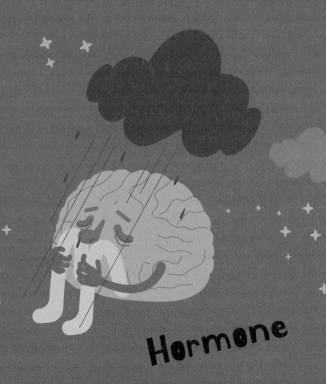

Hormone

★★★

모바일 앱 시장 분석 기업인 앱애니(App Annie)가 2021년 3분기 국가별 모바일 앱 이용 시간을 분석한 결과 인도네시아(5.5시간)와 브라질(5.4시간)이 각각 1, 2위를 차지했고, 우리나라는 하루 평균 5시간을 이용하여 세계 3위였다. 안데르스 한센이 쓴 《인스타 브레인》에 따르면 우리는 하루에 2,600번 이상 스마트폰을 만지고, 깨어 있는 동안에는 평균 10분에 한 번씩 스마트폰을 들여다본다. 전화 통화, 길 찾기, SNS, 음악 감상, 영화 보기, 쇼핑, 은행 업무, 인터넷 강의 수강 등등 스마트폰으로 할 수 없는 일은 거의 없는 초연결 시대가 되었다. 특히 코로나19 팬데믹 이후 집에 머무는 시간이 늘어나고, 원격·비대면 학업 및 업무 환경이 널리 도입되면서 우리의 스마트폰 사용은 더욱 늘었다. 아침에 눈을 뜨는 순간부터 밤에 잠들 때까지 스마트폰은 마치

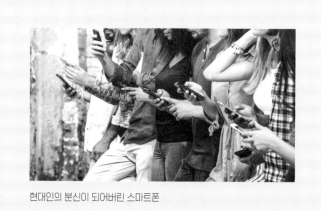

현대인의 분신이 되어버린 스마트폰

분신처럼 우리 곁을 떠나지 않는다. 만약 외계에서 온 방문객이

2020년대의 지구인을 본다면 스마트폰을 인간 해부학적 특징

의 하나로 여길지도 모른다.

스마트폰은
우리의 보상 경로를
장악한다

2019년 시장조사전문기업 '엠브레인 트렌드모니터'의
설문조사 결과 전체 응답자의 64.2%가 스마트폰이 없
으면 일상생활에 지장이 있을 것 같다고 답했을 만큼 현대인의 스마
트폰 의존도는 상당히 높다. 또한 과학기술정보통신부가 실시한
'2020년 스마트폰 과의존 실태조사'에 따르면, 우리나라 스마트폰
이용자 중 23.3%가 스마트폰 과의존 위험군으로 나타났다. 2007년
스티브 잡스가 최초로 아이폰을 공개한 이후 스마트폰은 빠른 속도
로 대중화의 길을 걸어 10년도 안 되는 짧은 기간에 전 세계인을 사
로잡았다. 미국의 10대들을 대상으로 한 조사에 따르면 스마트폰이
땅에 떨어져 산산조각이 나 망가지는 것보다 차라리 손가락의 작은
뼈가 부러지는 것이 낫다고 생각하는 청소년들이 반 가까이 있다고
하던데, 스마트폰은 왜 이렇게 우리에게 절대적인 존재가 되었을

까? 우리가 진화해 온 방식에서 그 실마리를 찾을 수 있다.

스마트폰이 우리에게 이다지도 매력적인 이유는 바로 도파민 때문이다. 《인스타 브레인》의 저자 안데르스 한센은 도파민을 우리의 '엔진'으로 표현한다. 뇌의 보상 경로에서 중요한 역할을 하는 도파민은 우리를 기분 좋게 만드는 것뿐만 아니라 어디에 집중해야 할지 선택하게 만든다. 보상 경로 덕분에 우리는 생존에 유리한 행동을 취할 수 있었고, 이를 후손에게 물려주어 오랜 세월 지구상에서 성공적으로 살아왔다. 음식 섭취, 짝짓기, 타인과의 교류 등 생존에 필수적인 일은 도파민을 높이는 대표적인 행위이다. 우리의 뇌는 도파민 분비를 유발하는 일을 할 때마다 그 패턴을 감지한다. 쾌락이라는 보상을 얻을 수 있는 특정 행동을 계속해서 수행하면 우리의 신경 회로에 패턴이 새겨진다. 하지만 도파민은 빠르게 대사되어 그 효과가 사라지므로 뇌는 가능한 한 빨리 그 느낌을 되찾으려 노력하게 된다. 그 보상을 정기적으로 원하는 것이다.

스마트폰도 보상 경로에 관여하여 도파민을 높인다. 그래서 그런지 우리는 SNS 메시지가 오면 다른 일을 하고 있다가도 스마트폰을 열어 보고자 하는 강한 충동을 느낀다. 뇌는 스마트폰과 도파민을 연관 짓기 시작했고, 도파민의 보상을 얻기 위한 손쉬운 수단인 스마트폰 사용을 갈망하고 그것이 습관이 되는 것이다.

그런데 왜 스마트폰에서만 이런 일이 생길까? 태블릿은 스마트폰과 비슷하게 보이지만, 보통 영상 시청이나 독서 같은 보다 개인적이고 수동적인 활동에 사용하는 경향이 크다. 그러나 스마트폰은

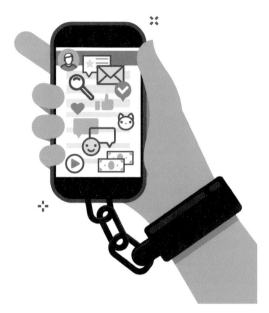

스마트폰 사용은 도파민 분비를 높여 스마트폰 중독으로 이어진다.

우리를 다른 세계와 연결하는 통로 역할을 한다. 우리는 스마트폰을 사용하는 시간 대부분을 주변 사람들과 카카오톡 메시지를 주고받고, 인스타그램에 사진을 올리고, 페이스북에 글을 포스팅하며 보낸다. 이런 활동은 다른 사람과 연결되고픈 인간의 기본적 욕구와 관련되어 있다. 인간은 진화 과정에서 생존 가능성을 높이기 위해 서로서로 의존하는 성향을 발전시켜 왔다. 타인과 밀접한 관계를 맺고 그것을 유지하고자 하는 욕구는 마치 배고픔과 목마름이 신체적 건강에 영향을 미치는 것만큼이나 강한 것이었다. 메시지나 소셜 미디어 관련 앱 등을 통해 스마트폰으로 받는 알림은 우리의 뇌에서 보상 경로를 활성화하여 도파민 분비를 높인다. 스마트폰은 우리 삶의 가장 기본적 욕구 중 하나인 인간관계, 즉 사람 간의 소통을 제공하는 도구인 셈이다.

우리는 앞날을 예측하기 힘들 때 스트레스를 많이 받는다. 하지만 불확실성은 동시에 보상 경로를 자극할 수도 있다. 도박판에 앉아 있는 사람은 일확천금이라는 불확실한 결과가 주는 어마어마한 보상 때문에 다시 판돈을 건다. "이번에는 딸 수도 있겠지? 한 번 더 거는 거야!"라고 말하면서 슬롯머신의 레버를 당기거나 포커판에 돈을 거는 것이다. 메일이나 SNS의 알림음에 반응해 스마트폰을 집어 드는 우리는 "이번에는 중요한 메시지일 거야." "내가 보낸 질문에 대한 답이 왔겠지."라며 기대하는데, 이럴 때마다 우리 뇌에서는 도파민이 분비된다.

SNS에 글, 사진, 영상 등을 올렸다고 생각해 보자. 콘텐츠를 올리고 시간이 얼마 지나지 않았는데도 조회 수는 어떻게 되는지 궁금해진다. 댓글은 달리지 않았는지, '좋아요'는 몇 개나 늘었는지도 확인하고 싶어진다. 그럴 때마다 우리는 스마트폰을 집어 든다. 하지만 누군가가 '좋아요' 버튼을 눌렀다고 해서 그것이 바로 우리에게 전해지지는 않는다. SNS 업체는 우리의 보상 경로가 최대로 활성화될 때까지 기다리게 만든다. 불확실한 순간을 최대한 연장하는 것이다. 그때마다 우리 뇌에서는 혹시나 하는 마음에 도파민이 분비되고 중요한 문서 작업을 하다가도 스마트폰을 열어 보고 싶다는 강렬한 욕망에 사로잡히게 된다. 이용자들은 이런 현상에 중독되어 더 많은

'좋아요'와 댓글을 얻기 위해 자신의 SNS에 끊임없이 사진과 글을 올린다. 이용자들이 많이 사용하면 할수록 SNS를 운영하는 사업자는 더 많은 수익을 올리게 된다. 그들은 심리학자, 신경과학자 및 사회과학자 등 전문가들의 도움을 받아 우리 뇌에서 도파민 분비를 계속해서 유지할 수 있는 중독성이 강한 제품을 만들고 있다.

스마트폰으로 인한 스트레스

 현대인의 일상생활에서 필수적인 존재로 자리 잡은 스마트폰이지만 이로 인한 스트레스를 호소하는 사람들이 많아지고 있다. 최근 연구 결과에 따르면 스마트폰 사용이 수면, 자존감, 대인 관계, 기억력, 주의력, 정신 건강, 생산성, 문제 해결 및 의사 결정 능력을 방해할 수도 있다는 증거가 늘고 있다. 심지어 스마트폰이 손이 닿는 곳에 있는 것만으로도 인지 능력이 감소할 수 있다고 한다. 아울러 스마트폰 사용은 스트레스 호르몬인 코르티솔 수치를 지속해서 증가시켜 수명을 단축할 우려가 있다.

코르티솔은 우리가 스트레스를 받을 때 부신피질에서 분비되는 호르몬으로, 혈당 수치를 높이고 면역 체계를 억제하여 우리 몸을 높은 경계 상태로 유지하게 한다. 이러한 작용은 신속하게 해결되는 즉각적인 물리적 위협을 처리할 때 매우 유용하다. 하지만 밤낮없이

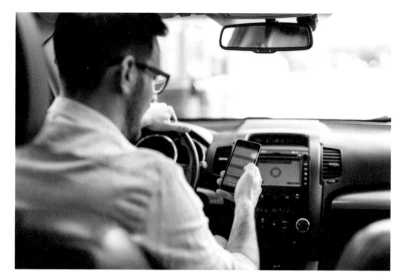
운전하면서 문자 메시지를 보내는 사람

쏟아지는 업무 이메일 같은 지속적인 정서적 스트레스 등에 직면했을 때 만성적으로 상승한 코르티솔 수치는 우리의 건강에 매우 부정적인 결과를 초래한다. 우울증, 비만, 대사증후군, 제2형 당뇨병, 불임, 고혈압, 심장 마비, 치매 및 뇌졸중 등을 비롯한 여러 질환의 발병 위험이 증가하고 조기 사망으로 이어질 수 있다.

스마트폰 사용 시간이 많을수록 코르티솔 각성 반응이 더 많이 증가하는 것으로 나타났다. 코르티솔 각성 반응은 잠에서 깬 후 약 30분 정도에 발생하는 코르티솔의 자연적인 급증을 말하는데, 이 현상은 하루의 요구 사항에 대비하기 위한 정상적인 반응이다. 코르티솔 각성 반응이 너무 높거나 낮은 경우에는 신체적, 정신적으로 해로운 영향을 미치게 된다.

스마트폰으로 인한 스트레스는 즉각적으로 우리의 생명을 위협할 수도 있다. 코르티솔 수치가 높아지면 뇌의 전전두엽 피질이 손상될 수 있다. 전전두엽은 의사 결정과 합리적인 사고에 중요한 뇌 영역으로, 우리가 어리석은 일을 하지 않도록 돕는 역할을 한다. 전전두엽 피질의 손상은 자제력을 감소시키는데, 이것이 우리의 불안을 완화하고자 하는 강력한 욕구와 결합할 때 치명적인 결과를 불러올 수 있다. 예를 들어 운전 중 문자 메시지를 보내는 일처럼 순간적으로는 스트레스를 완화할 수 있지만 잠재적으로 우리에게 치명적일 수 있는 어리석은 일을 하게 만들기도 한다.

우리의 뇌를
해킹하는
스마트폰 앱

 인간의 소통 욕구와 호기심을 자극하는 SNS나 게임 앱은 중독 혹은 집착을 유도하는 현상이 두드러진다. 앱 개발자들은 개발 단계부터 앱에 중독 디자인이 포함되도록 기획한다. 스마트폰 개발 업계에서는 '앱 중독' 혹은 '중독 디자인'이란 용어보다는 '브레인 해킹(brain-hacking)'이라는 용어를 사용한다. 브레인 해킹이란 사람의 머리를 조작한다는 의미로, 어떤 앱을 자꾸 사용하도록 앱을 설계한다는 뜻이다.

구글의 제품 매니저를 지낸 트리스탄 해리스(Tristan Harris)는 "페이스북, 스냅챗, 유튜브, 넷플릭스 등은 인간의 시선을 탈취하고 자신들의 서비스에 묶어 두기 위해 더욱 중독적인 알고리즘을 개발할 것"이라고 경고했다. 아울러 그는 "기술이 인간의 본능을 착취하는 힘이 인간이 본능을 통제하는 능력보다 더 강하다."라고 말함으로써 스마트폰에 대한 중독 가능성을 지적했다.

　스마트폰 앱은 개발 단계에서부터 생물학적으로 인체의 호르몬 대사에까지 간여하도록 설계된다. 우리의 조바심 혹은 본능적 불안감 해소 심리에 스마트폰 앱 설계가 편승하는 것이다. 스마트폰을 사용하지 않고 내버려 두면 일종의 불안감을 느끼는 경우가 있는데, 이 불안감은 뇌에 신호를 주어 코르티솔 분비를 일으킨다. 카카오톡 같은 SNS 앱은 조바심과 불안감을 유도하는 데 아주 탁월한 도구이다. 누구에겐가 카카오톡 메시지를 보냈다고 생각해 보자. 내가 보낸 메시지를 상대방이 확인했는지 궁금하고 조바심이 난다. 확인했으면 언제 답장할지도 궁금하고, 답장의 내용은 어떨지도 궁금하다. 상대방에게서 답장이 오면 그에 대한 답장을 보내기 위해 우리는 다시 스마트폰을 열어 보게 된다. 스마트폰이 손에서 떨어질 틈이 없게 되는 셈이다.

도대체 내가
무슨 짓을
한 거지?

 전 세계 페이스북 이용자는 2021년 2분기 기준 28억 9,500만 명에 달하고 우리나라 페이스북 이용자 수는 1,800만 명을 넘어섰다. 인스타그램에는 10억 개 이상의 계정이 활동 중이다. 우리나라의 2021년 소셜 미디어 이용률은 세계 평균 (54%)의 1.7배 정도인 89%로, 아랍에미리트(99%)에 이어 2위를 차지했다. 유튜브, 페이스북, 인스타그램 등은 어떤 매력을 가지고 있길래 이렇게나 많은 사람이 이용하고 있을까? 그런데 우리를 사로잡는 소셜 미디어 알고리즘을 고안한 사람들의 후회 섞인 인터뷰가 화제가 된 적이 있다.

마크 저커버그(Mark Zuckerberg)와 함께 페이스북 공동 창업에 관여한 페이스북 초대 사장 숀 파커(Sean Parker)는 세계 최초의 음원 공유 사이트인 냅스터(Napster)의 공동 창업자로도 유명하다. 그는 "우리가 아이들의 뇌에 무슨 짓을 했는지는 신만이 아실 것이다."라고 말하며 자신이 SNS라는 괴물을 만드는 데 일조했음을 인정했다. 파커는 SNS가 인간 심리의 취약성을 착취하는 것이라고 지적했다. 물론 그들이 악의를 가지고 이런 일을 하지는 않았을 것이다. 그러나 그들의 선의가 의도하지 않은 결과를 초래하고 있는 것은 분명한 사실이다. 소셜 미디어 사업이 지금과 같은 수익모델을 포기하지 않으면 그 피해는 더욱 커질 것이다.

세계적인 투자가 워런 버핏은 스마트폰 대신 삼성의 폴더폰을 10년간 사용하다가 2020년에야 첫 스마트폰인 아이폰을 장만했다고 전해진다. 빌 게이츠는 세 명의 자식들에게 열네 살이 되기 전까지 스마트폰을 사 주지 않았으며, 컴퓨터 하루 사용 시간을 45분 이내로 제한했다. 그들은 스마트폰은 매우 유용한 도구이지만 사색과 창의성 계발에 써야 할 시간을 빼앗는 강력한 존재임을 알고 있었다. 우리는 우리 자신과 우리의 아이들을 대상으로 광범위한 임상실험을 하고 있는지도 모른다. 전 세계적인 디지털화는 우리에게 어떤 영향을 미치고 우리를 어떤 사람으로 만들게 될까?

스마트폰으로 인한 스트레스에서 벗어나기

 스마트폰은 이미 일상생활 속에 깊숙이 들어와 있는 존재이다. 스마트폰이 없는 현대 생활은 상상하기 힘들게 되었다. 물론 스마트폰은 우리에게 많은 편리함을 준다. 하지만 우리의 시간을 가장 많이 빼앗고 불필요한 스트레스를 주는 존재이기도 하다. 어떻게 이용하느냐에 따라 우리는 스마트폰의 노예가 될 수도 있고, 스마트폰이 우리의 충직한 하인이 되기도 한다. 어떻게 하면 스마트폰에 휘둘리지 않고 장악할 수 있을까? 시간 관리 전문가들이 추천하는 스마트폰을 잘 활용하면서 스마트폰으로 인한 스트레스에서 벗어나는 방법을 소개한다.

1. **불필요한 앱 알림 끄기**: 스마트폰에 앱을 깔면 푸시 기능이나 알림이 울리게 자동으로 설정된다. 모든 앱의 알림이 아무 때

나 울려댄다면 우리의 집중력은 수시로 깨질 것이다. 중요한 일정 알림을 제외한 반드시 받아야 할 필요가 없는 알림 허용은 끄는 것이 좋다.

2. **메신저는 선별해서 사용하기**: 우리나라 사람이 가장 많이 사용하는 메신저 서비스는 카카오톡이다. 카카오톡 단체방은 직장에서 같은 팀에 속한 사람들이 업무 효율을 높이기 위해 많이 이용하고 각종 모임에서도 공지 목적으로 사용하는 기능이다. 하지만 모든 단체방의 알림을 다 울리도록 설정하면 시도 때도 없이 울려대는 알림이 작업의 집중력을 심각하게 저해한다. 만약 알림을 빨리 받겠다고 스마트워치를 사용한다면 어리석은 선택을 한 것이나 마찬가지이다. 업무상 필요한 단체방의 알림을 제외한 다른 단체방의 알림은 끄자. 특히 수많은 잡담이 오가는 동창 모임이나 동호회 단톡방의 알림을 매번 일일이 확인하는 것은 시간 낭비에 불과하다.

3. **앱 숨기기**: 별 의미 없이 시간 낭비를 유도하는 앱은 잘 보이는 스마트폰의 홈 화면에 두지 말고 폴더 안에 숨긴다. 예컨대 사진이나 영상을 올려 사용자들의 외모를 비교하고 쓸데없는 스트레스를 유발하는 인스타그램 등 소셜 미디어 앱을 폴더 안에 넣어 두면 덜 열게 된다.

4. **가족과 식사할 때는 스마트폰을 멀리 두기**: 스마트폰은 멀리 있는 친구와 소식을 빨리 주고받게 해 주지만, 가까이 있는 가족과는 멀어지게 할 수도 있다. 가뜩이나 가족과 같이하는 시

간이 줄어들고 있는 현대인에게 식사 시간은 함께 소통할 유일한 기회인 경우가 많다. 이 시간마저 스마트폰을 사용하느라 대화할 시간이 줄어든다면 그만큼 아쉬운 일도 없을 것이다. 내가 이야기를 하는데 상대방이 스마트폰을 보고 있다면 내게 집중하지 않는 것에 대해 서운한 마음이 들 수도 있다. 함께하는 식사 시간에는 되도록 스마트폰은 치우고 자신의 일과나 관심사에 관해 이야기를 나눈다.

5. **잘 때는 스마트폰을 멀리 두기**: 침실로 들어갈 때는 스마트폰을 가지고 가지 않는다. 침대에 누워 스마트폰을 보면 잠이 드는 시간이 늦어질 우려가 있다. 스마트폰에서 나오는 블루 라이트는 멜라토닌 분비를 억제해 수면 장애를 유발할 수 있다. 연구에 따르면 스마트폰에 노출된 시간이 2시간일 때 멜라토닌은 22%가량 분비가 억제된다. 잠자기 전에는 두뇌 활동을 최소화해야 잠을 깊이 잘 수 있다.

6. **집중이 필요할 때는 스마트폰 끄기**: 고도의 집중력이 필요한

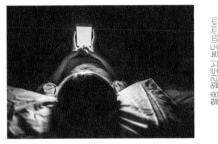
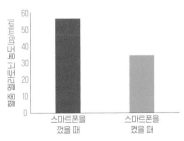

멜라토닌 분비를 억제하는 스마트폰의 블루 라이트

중요한 작업을 할 때나 시험공부를 할 때는 스마트폰을 끈다. 끄지 못한다면 최소한 무음으로 해 놓고 손이 닿지 않게 멀찌 감치 둔다. 수능이 얼마 남지 않은 학생들이 간단한 문자 확인 과 전화 통화만 가능한 폴더폰인 일명 '고3폰'을 사용하는 이유 는 집중력을 방해받지 않기 위해서이다. 스마트폰의 진동이나 벨 소리가 들리면 이를 무시하기가 어렵고, 스마트폰을 집어 드는 순간 한창 올라가 있던 집중력은 저 멀리 흩어지고 만다.

7. 스마트폰 사용 관리 앱 활용하기: 자기 스스로 스마트폰 사 용 시간을 정해 놓고 쓰거나 사용 시간대를 지정해서 쓸 수 도 있다. 만약 자기 의지대로 하기 힘들다면 스마트폰 사용 관리 앱을 활용하는 것도 좋은 방법이다. '넌 얼마나 쓰니'나 'StayFree' 등의 시간 관리 앱은 내가 스마트폰을 사용하는 시 간을 측정하고 자주 사용하는 앱의 사용량을 제한하여 스마트 폰 중독을 방지하고 효율적으로 사용하는 데 도움이 된다.

현대 사회는 초연결 사회이다. 스마트폰은 앞으로 더 발전할 것 이고 우리 생활 속에 더 깊숙이 들어올 것이다. 주체적으로 스마트 폰을 사용하여 시간을 효율적으로 관리하고 일의 능률을 높이는 사 람이 될 것인지 아니면 스마트폰에 휘둘려 끌려가는 사람이 될 것인 지는 우리 하기에 달려 있다. 우리가 살아가는 방식을 단기간 내에 송두리째 바꿔 놓은 스마트폰을 우리의 삶을 속박하는 족쇄가 아닌 진정한 문명의 이기가 되도록 하는 노력이 필요하다고 하겠다.

우리를
비만으로 이끄는
생활 속 오비소겐

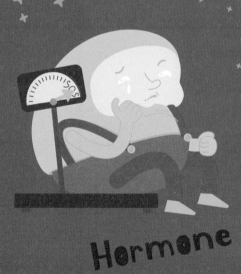

＊＊＊

비만으로 인한 각종 사회적, 경제적 부담이 늘어감에 따라 비만 인구를 줄이고자 하는 다양한 개인적, 사회적 차원의 노력이 지속해서 행해지고 있지만, 비만율이 감소하고 있다는 얘기는 들리지 않는다. 우리는 1980년대의 사람들보다 체중에 더 신경 쓰고, 섭취 열량을 조절하고, 운동을 더 많이 하지만 체중 조절은 여전히 어렵다. 대다수 전문가는 오히려 비만율은 계속 증가할 것이라는 비관적인 예측을 하고 있다. 최근 과학자들은 우리가 사는 환경 속에서 늘 접하는 어떤 해로운 화학물질이 우리를 쉽게 살이 찌는 체질로 바꾸고 살 빼는 노력을 더 어렵게 할 수 있다고 지적한다. 즉, 비만을 유발하는 환경 요인이 존재한다는 것인데, 그것이 바로 내분비계 교란 물질인 오비소겐(obesogen)이다.

오비소겐이
비만을 유도하는
방식

 "젊은 시절에는 날씬하다는 소리를 꽤 들었는데, 이제
는 나이가 들어서 그런지 체중이 많이 늘었어요. 옆구
리 살도 한 움큼 잡히고 앉아 있으면 배가 접혀요. 그래서 요즘은 의
식적으로 먹는 양도 줄이고 하루에 만 보 이상은 꼭 걸으려고 노력
하는 중이에요. 그런데 처음에는 체중이 조금 줄어드는 것 같더니
전혀 빠질 생각을 하지를 않네요. 왜 그럴까요? 내 노력이 부족한 걸
까요?"

우리 주변에서 흔히 들리는 하소연이다. 살을 빼려고 부단히 노
력하는데도 살을 빼기도 어렵거니와 뺀 체중을 유지하기는 더 어렵
다. 이유가 무엇일까? 정말로 의지가 부족한 걸까? 다른 이유는 없
을까?

개발 도상국이건 선진국이건 상관없이 전 세계적으로 과체중

및 비만 인구는 최근 40~50여 년간 엄청나게 늘었다. 세계보건기구(WHO)에 따르면 전 세계 비만 인구는 1975년 이후 3배 이상 증가했다. 성인의 40% 이상이 과체중이거나 비만이고, 영유아나 아동·청소년 비만율도 날로 증가하고 있다. 갑자기 많은 사람의 행동이 비슷한 시기에 바뀌어 더 많이 먹고 더 게을러진 탓일까? 이렇게 단기간에 전 세계적으로 비만율이 증가한 양상을 보면 감염성 질환과 비슷한 패턴을 보임을 알 수 있다. 즉, 전 세계적인 전염이 발생했거나 어떤 환경적 요소에 대량으로 노출된 모습과 흡사해 보인다.

최근 현대인의 비만 인자로 급부상한 오비소겐은 비만을 뜻하는 'obese'와 물질을 가리키는 '-gen'을 조합한 단어로, 체중 증가와 비만을 촉진하는 모든 내분비계 교란 물질을 가리킨다. 로버트 러스티그의 책《단맛의 저주》에는 다섯 살 소녀 레베카의 이야기가 나온다. 레베카는 1년 만에 체중이 9kg이나 늘고, 가슴이 나오는 등 사춘기가 시작된 조짐을 보였다. 그러나 뇌에 종양도 없었고 뇌하수체 검사 결과도 정상이었다. 혈액 검사에서도 에스트로겐이 늘어난 것을 찾을 수 없었다. 문제는 엄마가 레베카를 목욕시킬 때 썼던 샤워 젤에 있었다. 레베카의 엄마는 딸을 씻길 때 성인용 샤워 젤을 썼는데, 젤 속에 포함된 식물성 에스트로겐이 레베카의 체중 증가와 조기 사춘기의 원인이었던 것으로 밝혀졌다. 샤워 젤 사용을 중지하자 레베카의 체중 증가와 가슴 발달이 멈추었다.

2006년 처음으로 오비소겐이라는 용어를 제안한 미국 캘리포니아대학교 어바인캠퍼스의 브루스 블룸버그(Bruce Blumberg)는 식수와 먹이 사슬에 들어가는 것으로 알려진 내분비계 교란 물질 트리부틸틴(tributyltin)에 임신한 쥐를 노출시키는 연구를 수행했다. 이 쥐에게서 태어난 새끼 쥐들은 지방세포가 많은 상태로 출생했고, 성체가되었을 때 트리부틸틴에 노출되지 않은 보통 쥐들보다 체중이 20%더 나갔다. 오비소겐은 지방세포에 영구적이고 때로는 세대를 초월하는 변화를 유발했다. 대사율을 늦추고 지방의 저장을 늘리는 오비소겐으로 인한 변화가 무려 4대에 걸쳐 나타날 수 있다는 것이다. 이연구 결과는 체중이 늘고 줄어드는 것은 섭취한 열량과 소모한 열량의 차이에 의존한다는 기존의 믿음에 반하는 결과이다.

영국 레딩대학교의 내분비계 교란 물질 전문가 필리파 다브레(Philippa Darbre)는 저서《내분비 장애와 인간의 건강(Endocrine Disruption and Human Health)》에서 오비소겐이 일으키는 작용이 우리의 체중 유지혹은 체중 감소 능력을 저해할 수 있다고 지적한다. 오비소겐은 지방 축적을 늘리고 지방세포의 성장을 촉진하는 변화를 일으킨다. 지방세포의 숫자와 크기를 늘리는 한편, 식욕 조절 호르몬의 작용을변경하기도 한다. 결과적으로 오비소겐은 신체의 대사율을 변경하고 열량 연소보다는 저장하는 것을 선호하게 만드는 셈이다. 오비소겐의 영향을 많이 받는 사람은 아무리 먹고 싶은 것을 참고 땀 흘리며 힘들게 운동해도 살이 빠지지 않을 수 있다.

오비소겐과 함께 보낸 한 대학생의 하루

"아! 오늘도 늦잠을 잤네. 빨리 씻고 나가야지. 또 지각 하겠다." 늦잠을 잔 20대 초반 대학생 A군은 샤워실로 들어가 샴푸로 대충 머리를 감고 목욕용 젤로 몸을 씻었다. 서둘러 학교에 도착한 A군은 학교 앞 카페에 들러 종이컵에 담긴 뜨거운 아메리카노와 빵을 하나 사 먹고 강의실에 들어갔다. 오전 강의가 끝난 후 친구와 함께 맥도날드에서 빅맥과 감자튀김 그리고 콜라를 사서 점심을 해결했다. 먹고 난 뒤 영수증을 확인해 보니 아르바이트생이 금액을 잘못 계산한 것을 발견했다. A군은 영수증을 들고 계산대에 가서 더 낸 금액을 돌려받았다. 오후 강의를 들으러 강의실에 가던 A군은 졸음도 깰 겸 강의실 옆 자판기에서 뜨거운 캔 커피 하나를 뽑아 마셨다. "요즘은 캔 커피도 꽤 마실 만하단 말이야." 강의가 다 끝나고 자취방으로 향하던 A군은 "저녁은 또 뭐로 해결하나?

에이 귀찮은데 그냥 굶을까? 그래도 안 먹으면 허전하긴 하지." 하며 집 앞 편의점으로 향했다. 제일 맛있어 보이는 도시락을 하나 고른 후 "음, 뜨거운 국물이 있는 게 좋겠지." 하는 생각에 작은 컵라면도 하나 집어 들었다. 밤에 공부할 때 입이 심심할 수도 있으니까 과자도 하나 사고, 과자를 먹다 보면 목이 마를 테니 캔에 든 시원한 콜라도 하나 샀다.

지극히 평범해 보이는 일상 속에서 A군은 자신도 모르는 사이 수많은 오비소겐에 노출되고 있다. 우리도 마찬가지다. 어떤 오비소겐일까?

우리가
흔히 접하는
오비소겐

오비소겐은 다양한 곳에서 발견된다. 뜨거운 음료가 담긴 종이컵, 빵이나 과자 같은 가공식품, 편의점 도시락, 화장품, 플라스틱 용기, 생수가 담긴 플라스틱병, 눌어붙지 않도록 불소수지를 코팅한 프라이팬, 청소용 화학물질, 주방용품, 쇼핑하고서 받은 영수증, 미세먼지 등등 우리의 생활 환경 속에는 셀 수 없이 많은 오비소겐 위험 요소가 존재한다. 무의식중에 우리 몸속으로 흡수되는 오비소겐은 신체 기능을 떨어뜨리고 유전자를 변형시켜 우리를 비만에 취약한 체질로 만들 수 있다.

1. 비스페놀 A(bisphenol A, BPA)

BPA는 당뇨병, 심혈관 질환, 간 장애의 위험 인자로 알려져 있다. BPA는 에스트로겐과 유사한 작용을 나타낼 수 있다. 에스트로겐 수

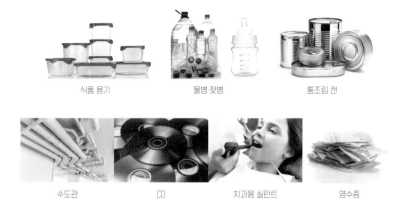

식품 용기   물병·젖병   통조림 캔

수도관   CD   치과용 실란트   영수증

비스페놀 A가 함유될 가능성이 큰 생활용품

용체에 결합하여 지방세포의 분화를 촉진하고 체중을 증가시킨다. 성인 소변의 BPA 농도는 체질량 지수와 상관성을 보인다. 6~19세의 소아·청소년 대상 연구에서도 소변 BPA 농도와 비만의 확률은 비례 관계를 보였다. 소변에서 BPA가 많이 검출된 그룹은 최하위 그룹보다 비만의 위험성이 2배 높았다.

BPA는 통조림 캔의 내면을 코팅하는 합성수지 성분에 포함되는 오비소겐이다. 플라스틱을 단단하고 투명하게 만들어 주어 플라스틱에도 들어 있다. 캔이나 폴리카보네이트 플라스틱병에서 흘러나온 BPA는 음식이나 음료와 함께 우리 몸에 흡수된다. 하버드 공중보건대학 연구팀은 야채 통조림 수프를 매일 한 캔씩 5일간 섭취하는 실험을 진행했다. 매일 수프를 먹기 전과 후에 소변을 채취하여 성분을 분석한 결과, 5일째 되는 날 소변의 BPA 농도는 평소의 10배에 달했다. 그러나 직접 조리한 수프를 먹은 그룹에서는 BPA 농도의 변화를 관찰할 수 없었다.

BPA는 물건을 사고 받은 영수증을 통해서도 우리 몸에 흡수된다. 영수증 감열지에 BPA가 코팅되어 있기 때문인데, 손가락 피부를 통해 혈관으로 흡수된다. 하버드 연구팀이 쇼핑 후 받은 영수증을 두 시간 동안 손에 들고 있는 실험을 진행한 결과, 장갑을 낀 채 영수증을 들고 있었던 사람들은 소변 내 BPA 농도의 변화가 나타나지 않았지만, 맨손으로 영수증을 들고 있었던 사람들은 4~12시간에 걸쳐서 소변의 BPA 농도가 5배 정도 증가했다.

BPA는 남성의 성 기능에도 해로운 영향을 미친다. 미국 오클랜드 카이저 퍼머넌트 종합병원의 연구팀은 BPA에 노출된 공장 노동자들의 호르몬 변화를 조사했다. BPA가 검출된 남성 그룹은 검출되지 않은 그룹에 비해 정자의 수와 운동성에서 저조한 성적을 보였다. 성 기능 장애가 발생할 확률도 증가했다. BPA 검출 그룹은 테스토스테론과 에스트로겐이 증가하는 등 호르몬 조성의 변화도 관찰되었다. 여성 역시 BPA에 노출되면 에스트로겐이 증가했고 다낭성 난소증후군 발생 위험이 증가했다.

2. 프탈레이트(phthalate)

프탈레이트는 플라스틱을 부드럽고 유연하게 만드는 가소제로 사용된다. 샤워 커튼이나 비닐 우비가 잘 갈라지거나 깨지지 않는 것은 프탈레이트 덕분이다. 프탈레이트는 제조업에서 사용하지 않

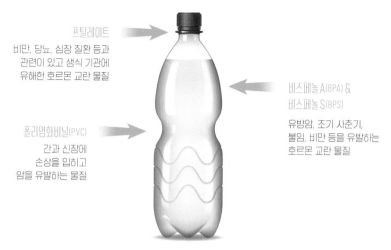

프탈레이트
비만, 당뇨, 심장 질환 등과
관련이 있고 생식 기관에
유해한 호르몬 교란 물질

비스페놀 A(BPA) &
비스페놀 S(BPS)

유방암, 조기 사춘기,
불임, 비만 등을 유발하는
호르몬 교란 물질

폴리염화비닐(PVC)
간과 신장에
손상을 입히고
암을 유발하는 물질

플라스틱에 포함될 가능성이 있는 오비소겐

는 곳이 거의 없을 정도로 약방에 감초 같은 존재이다. 알약이나 영양보충제의 코팅, 샴푸, 화장품, 향수, 개인 위생용품, 플라스틱 생활용품, 아동용 플라스틱 장난감 등에 널리 쓰인다.

문제는 프탈레이트가 플라스틱 분자에 가만히 달라붙어 있지 않고 열을 받으면 떨어져 나올 수 있다는 것이다. 한여름 야외 주차장에 온종일 세워진 차를 생각해 보자. 아침에 출근할 때 마시다가 놓아둔 생수병의 물 안에는 퇴근 무렵 프탈레이트가 둥둥 떠다닐 것이다. 가장 조심해야 할 것은 음식이다. 프탈레이트는 지방 분자와 매우 친하다. 우유, 버터, 치즈, 고기, 패스트푸드 등에 포함될 가능성이 크다. 조지워싱턴대학교의 2016년 보고서에 따르면 패스트푸드를 많이 먹으면 체내 프탈레이트 농도가 증가한다.

프탈레이트는 갑상샘호르몬의 작용을 억제하고 에스트로겐과 비슷한 작용을 나타내어 비만, 당뇨병, 대사증후군 등을 유발하는 것으로 알려졌다. 성인을 대상으로 한 연구에서 소변의 프탈레이트 농도는 비만, 허리둘레, 인슐린 저항성과 상관관계를 보였다. 뉴욕에서 행한 연구에서는 아동의 허리둘레와 소변의 프탈레이트 농도 간에도 상관성이 나타났다. 플라스틱 사용량 증가가 비만의 직접적인 원인인지는 아직 확실치 않으나, 지난 50년간의 플라스틱 사용량과 비만율의 변화에 관한 연구에서는 뚜렷한 상관관계가 관찰된다.

3. 살충제 DDT

스위스의 과학자 파울 헤르만 뮐러(Paul Hermann Müller)가 1939년에 발견한 기적의 살충제 디클로로디페닐트리클로로에탄(dichloro-diphenyl-trichloroethane, DDT)은 강력하고 오래가는 살충력을 자랑했다. DDT는 말라리아와 발진티푸스 등을 막기 위해 광범위하게 살포되어 많은 사람의 목숨을 구했고, 뮐러는 그 공로를 인정받아 1948년 노벨상을 받았다. 하지만 DDT는 해충뿐만 아니라 이로운 곤충까지 죽였고, 그 영향은 새와 물고기에게까지 미쳤다. DDT는 먹이 사슬을 거칠수록 생체 내에 축적되었는데 특히 지방조직에 고농도로 쌓여 갔다. 미국의 상징인 흰머리독수리는 껍데기가 얇아 쉽게 깨지는 알을 낳아 거의 멸종 상태에 이르렀다. 환경운동의 어머니로 불리는 레이첼 카슨(Rachel Carson)의 책《침묵의 봄》에는 DDT를 비롯한 살충제의 유해성이 잘 기술되어 있다.

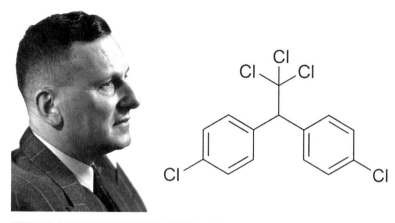

DDT의 살충 효과를 발견한 파울 헤르만 뮐러와 DDT의 화학 구조

에스트로겐의 성질을 가지는 DDT는 체내에서 에스트로겐 수용체에 결합하여 에스트로겐 유사 작용을 나타낸다. 지방조직에 잘 축적되는 DDT는 내분비계를 교란하여 대사질환의 위험성을 높인다. 여성의 월경과 생식 능력, 임신에도 부정적인 영향을 미친다. 아울러 영유아 성장과 갑상샘 기능을 저해하고 암 발생 확률을 증가시킨다. 이런 이유로 1972년 미국, 1979년 우리나라, 1997년 멕시코 등에서 DDT 사용이 전면 금지되었다. 그런데 우리나라에서 DDT 사용이 금지된 지 38년이 지난 2017년 경북의 한 친환경 달걀 농장에서 생산된 달걀에서 DDT가 검출되었다. DDT는 토양 내 반감기가 15~30년에 달할 정도로 매우 길기 때문이다. 미국에서는 DDT 사용이 금지된 이후로도 임신한 여성의 소변에서 DDT의 대사물인 DDE가 발견되기도 했다. DDE는 아이가 태어나기도 전에 지방세포를 추

231

가로 만들 수 있어서 임산부의 소변에 포함된 DDE 농도로 아이가 세 살이 되었을 때의 체중을 예측할 수 있다고 한다.

4. 제초제 글리포세이트(glyphosate)

유전자 변형 작물(genetically modified organism, GMO)의 세계적인 강자 몬산토(Monsanto)의 주력 상품은 '라운드업(Roundup)'이라는 제초제와 라운드업 제초제에 저항성을 보이는 GMO 종자인 '라운드업 레디 (Roundup Ready)'이다. 미국을 비롯한 전 세계 제초제 시장에서 가장 많이 팔리는 제품인 라운드업의 성분이 글리포세이트이다. 우리나라에서도 널리 사용되는 글리포세이트는 라운드업 레디 씨앗에서 난 곡식은 죽이지 않지만 다른 잡초는 죽인다고 알려져 있다.

유방암 세포를 이용한 연구에서 글리포세이트는 세포 표면의 에스트로겐 수용체에 결합하여 암세포의 증식을 유발하였다. 즉, 인체 내에서 에스트로겐처럼 행동할 가능성이 있는 오비소겐이라고 할 수 있다. 이에 2015년 WHO 산하 국제암연구기관(IARC)은 글리포세이트를 'a probable human carcinogen', 즉 인체 발암성이 유력하게 의심되는 물질로 지정하였다. 그러나 미국환경보호청(EPA)과 유럽식품안전청(EFSA)은 글리포세이트가 사람에게서 암을 유발할 가능성이 없다고 발표하여 의견이 엇갈리고 있다. 글리포세이트의 인체 유해성은 아직은 확실하지 않다고 하더라도 안심할 단계는 아니다. 현 시점에서 최선의 대책은 가능한 한 글리포세이트를 비롯한 오비소겐에의 노출을 최소화하는 것이라 하겠다.

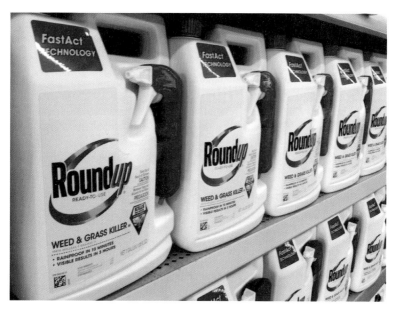
몬산토의 주력 상품 '라운드업'

5. 제초제 아트라진(atrazine)

미국에서 라운드업 다음으로 많이 팔리는 제초제인 아트라진은 구조적 기형을 유발할 가능성이 매우 크다. 연구 결과 아트라진은 수컷 개구리를 암컷으로 만들고 올챙이 기형을 유발함이 밝혀졌다. 사람에게서는 발달 장애와 소아암을 유발하는 것으로 추측하고 있다. 성인에서의 혈중 아트라진 농도가 높을수록 비만 및 인슐린 저항성과의 상관관계가 커진다는 보고도 있다. 유럽에서는 2004년부터 아트라진 사용이 금지됐으나 미국에서는 여전히 사용되고 있다. 다행히도 우리나라에는 아트라진이 도입되지 않았다.

6. 트리부틸틴(tributyltin)

트리부틸틴은 유명한 화합물은 아니지만, 브루스 블룸버그의 연구로 비만과의 관련성이 알려진 오비소겐이다. 트리부틸틴은 주석 화합물로, 선체가 썩는 것을 방지하고 따개비가 달라붙지 않도록 배에 칠하는 페인트에 사용된다. 어류와 균류에 독성이 강한 것으로 알려져 있으며 일반적인 상수도에도 존재하는 화합물이다. 트리부틸틴은 지방세포의 에스트로겐 수용체를 활성화하여 지방세포의 증가를 유도하는 등 지방 생성에 영향을 미친다. 아울러 코르티솔 작용을 활성화해 내장 지방이 더 많이 축적되도록 하는 작용도 한다. 임신 중 트리부틸틴에 노출된 어미 쥐에게서 태어난 새끼 쥐는 태어나자마자 이미 지방간을 보일 확률이 높다. 사람에게서 비만을 직접적으로 유발하는지는 아직 확실하지 않으나 사람의 소변에서도 트리부틸틴이 검출된 바 있다.

7. 흡연과 대기오염

담배와 담배 연기 중 확인된 오염물질의 수는 4,000개가 넘고, 그중 발암물질로 알려진 화합물의 수는 60개 이상일 정도로 그 유해성은 익히 잘 알려져 있다. 담배 연기에서는 심각한 독성을 발휘하는 다이옥신 외에도 청산가리의 친척 격인 싸이오사이아네이트(thiocyanate)도 발견된다. 싸이오사이아네이트는 갑상샘호르몬의 기능을 저해하고 인지 능력에 부정적인 영향을 미친다. 임산부가 이에 노출되면 태반을 지나 태아에게까지 전달되며 모유에서도 발견된다. 흡연은 저체중 신생아를 낳을 가능성을 높이는데, 출생체중이 낮은 신생아는 커서 비만과 대사증후군에 걸릴 확률이 높아진다.

대기오염 역시 우리의 살 빼기 노력을 어렵게 만들 수 있다. 최근 경희대병원 내분비내과 이상열 교수팀은 서울, 도쿄, 디트로이트 등 세계 10개 도시의 대기오염 수준을 미세먼지(PM10: 크기 $10\mu m$ 이하의 먼지로 머리카락 굵기의 1/5에서 1/7 크기)와 초미세먼지(PM2.5: 크기 $2.5\mu m$ 이하로 머리카락 굵기의 1/20에서 1/30 크기) 농도로 측정하여 대기오염이 체중 감량에 영향을 미치는지 알아보았다. 분석 결과 대기오염 정도가 심할수록 체중 조절이 어렵다는 것을 알 수 있었는데, 특히 미세먼지보다 초미세먼지의 부정적인 영향이 더 강한 것으로 관찰되었다. 아울러 비만한 사람은 미세먼지의 영향에 더 취약한 것으로 나타났다. 서울대병원 박진호 교수와 국립암센터 김현진 박사 연구팀의 연구 결과에 따르면, 비만하고 복부 내장 지방이 많은 사람은 대기오염에 노출되면 갑상샘호르몬이 줄어들고 나쁜 콜레스테롤로 알려진 LDL 콜레스테롤이 증가하여 동맥경화증이 발생할 가능성이 커졌다. 다양한 오비소겐이 대기 중 초미세먼지 같은 미세 입자에 부착되어 우리 몸속에 침투하는 것이다.

오비소겐을
피하려면

현대를 사는 우리는 각종 화학물질의 위협에서 벗어날 수 없다. 우리가 먹는 식품과 음료 그리고 사용하는 생활 속 필수품에 이르기까지 화학물질을 하나도 사용하지 않은 것을 찾기란 불가능에 가깝다. 아직은 화학물질의 인체에 대한 안전성을 완전히 입증할 수도 없다. 대부분의 안전성 데이터는 동물실험에서 얻어진 자료를 토대로 하므로 이를 사람에게 적용하는 것은 다른 문제다. 실험을 한 연구자나 기관에 따라 일관되지 않은 결과가 나오기도 한다. 따라서 오비소겐을 되도록 피하는 방법을 알고 그것을 실천하기 위해 노력하는 수밖에 없는 것이 우리의 현실이다.

다음은 오비소겐 노출을 피하는 데 도움이 되는 방법이다.

1. 플라스틱 용기에 식품을 저장하지 않고 되도록 유리나 스테인

리스 용기를 사용한다. 플라스틱 제품을 사용한다면 BPA-프리 혹은 프탈레이트-프리 표시가 있는 제품을 고른다. 하지만 BPA-프리 라벨이 있는 제품도 내분비계 교란 물질이 있을 가능성이 있으므로 맹신은 금물이다.

2. 유아용 젖병과 어린이용 컵이나 장난감은 플라스틱 제품을 피하고 유리 젖병이나 오비소겐이 발생하지 않는 제품을 선택한다.

3. 캔에 든 음식을 고를 때는 BPA-프리 용기를 사용했는지 확인한다. 되도록 캔에 든 음식보다는 신선식품을 선택한다.

4. 전자레인지에 플라스틱 용기를 넣고 돌리지 않는다. 유리그릇만 사용한다.

5. 종이컵은 기본적으로 사용하지 않는다. 카페에서는 머그잔에 뜨거운 음료를 담아 마시고 테이크아웃을 위해 스테인리스 텀블러를 지참한다.

6. 농약 사용 가능성이 큰 과일, 채소, 옥수수, 밀이나 쌀 등은 잔류 농약을 제거할 수 있도록 확실하게 씻고 가능하면 유기농 식품을 선택한다.

7. 화장품이나 개인 위생용품은 유기농 제품을 선택하여 내분비계 교란 물질 노출을 최소화한다.

8. 화학물질은 동물성 식품의 지방조직에 농축될 가능성이 크므로 될 수 있는 대로 육류 섭취를 줄인다.

9. 종이 영수증은 되도록 맨손으로 만지지 말고, 만진 뒤에는 즉

시 손을 깨끗이 씻는다.

10. 수돗물은 여과해서 마신다. 플라스틱병에 담긴 생수는 더운 데 오래 두지 않는다.

11. 전자레인지용 팝콘의 봉지 안쪽에는 오비소겐인 불소수지가 코팅되어 있으므로 피한다. 눌어붙지 않는 냄비나 프라이팬 에도 불소수지가 코팅되어 있다. 프라이팬은 철제 제품을 고르고 냄비는 철제, 스테인리스, 법랑, 세라믹 재질로 된 제품을 선택한다.

호르몬
다스리기

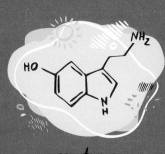

serotonin

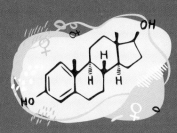

estrogen

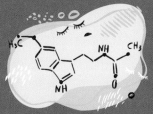

melatonin

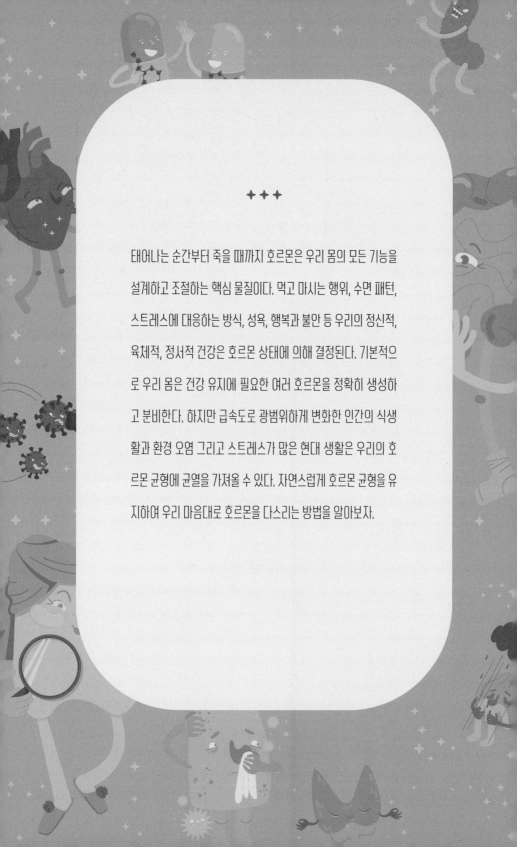

♦♦♦

태어나는 순간부터 죽을 때까지 호르몬은 우리 몸의 모든 기능을 설계하고 조절하는 핵심 물질이다. 먹고 마시는 행위, 수면 패턴, 스트레스에 대응하는 방식, 성욕, 행복과 불안 등 우리의 정신적, 육체적, 정서적 건강은 호르몬 상태에 의해 결정된다. 기본적으로 우리 몸은 건강 유지에 필요한 여러 호르몬을 정확히 생성하고 분비한다. 하지만 급속도로 광범위하게 변화한 인간의 식생활과 환경 오염 그리고 스트레스가 많은 현대 생활은 우리의 호르몬 균형에 균열을 가져올 수 있다. 자연스럽게 호르몬 균형을 유지하여 우리 마음대로 호르몬을 다스리는 방법을 알아보자.

호르몬
균형의
중요성

호르몬은 우리의 환상을 자극하는 신비스러운 존재이다. 그 이유는 이 물질이 우리 몸에서 매우 강력한 작용을 하지만 그 양은 지극히 적기 때문이다. 우리 몸이 하루에 생성하는 호르몬은 기껏해야 몇 밀리그램에 불과할 정도이고, 이 중 세포 수준에서 직접 영향을 미치는 것은 더 적어 몇 나노그램에서 몇 피코그램 수준이다. 따라서 예전에는 호르몬의 양을 정확히 측정하기가 백사장에서 잃어버린 바늘 찾기만큼이나 어려운 일이었다. 그 어려운 일을 최초로 해낸 사람은 1977년 노벨 생리의학상을 받은 로절린 앨로(Rosalyn Yalow)와 솔로몬 버슨(Solomon Berson)이다. 그들은 방사면역측정법(radioimmunoassay)을 개발하여 혈액 1밀리리터당 10^{-12}그램이라는 적은 양으로 존재하는 호르몬을 정확히 측정하는 데 성공했다.

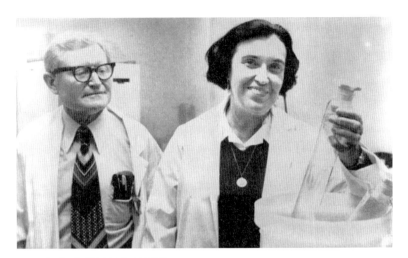

로절린 앨로(오른쪽)와 솔로몬 버슨(왼쪽)

우리 몸의 모든 호르몬이 중요한 역할을 하지만 특히 우리가 주
목해야 할 호르몬은 '스트레스' 호르몬인 코르티솔과 '혈당 조절' 호
르몬인 인슐린이다. 일반적으로 코르티솔과 인슐린이 먼저 불균형
이 되기 쉬운데, 두 호르몬의 균형이 무너지면 렙틴, 그렐린, 갑상샘
호르몬, 도파민, 세로토닌, 에스트로겐, 프로게스테론, 테스토스테론
및 멜라토닌 등 다른 호르몬의 작용에 부정적인 영향을 미치기 때
문이다. 원인 모를 수면 장애와 극심한 피로, 체중 변화, 기분 변화나
우울증, 만성 여드름, 잦은 소변과 갈증, 월경 불순 등의 증상이 나
타나면 호르몬 불균형을 의심해야 한다. 호르몬 수치는 아주 조금만
변하더라도 우리 몸에 큰 변화를 나타낼 수 있다. 이를 해결하지 않
고 그대로 두면 상황은 점점 악화하여 만성적인 문제가 된다.

호르몬이 어떻게 작용하는지 아는 것은 우리 몸속에서 무슨 일이 일어나고 있는지 이해하는 데 큰 도움이 된다. 아울러 오랫동안 건강을 유지하며 행복하게 사는 방법이기도 하다. 영양이 풍부한 식단과 건강한 생활 습관을 통해 호르몬 균형을 유지하는 것은 신체 건강을 증진하는 지름길이다.

설탕
섭취
줄이기

 현대인의 인슐린 수치는 정제된 탄수화물의 지나친 섭취로 인해 급격히 증가했다. 첨가당 섭취를 줄이는 것은 인슐린 수치를 낮추고 인슐린 감수성을 개선하여 비만과 당뇨병을 예방할 수 있는 최선의 길이다. 설탕 섭취를 줄이는 가장 손쉬운 방법은 첨가당의 주요 공급원인 탄산음료와 주스를 비롯한 가당 음료의 섭취를 줄이는 것이다. 가당 음료에 흔히 사용되는 설탕과 액상과당은 각각 50%의 과당과 55%의 과당을 포함한다. 총열량 섭취량이나 체중 증가와 상관없이 설탕 섭취가 증가하면 인슐린 저항성을 촉진하고 제2형 당뇨병 발생률이 높아진다.

과당은 포도당과는 달리 포만감 호르몬인 렙틴 생성을 자극하지 않고 배고픔 호르몬인 그렐린 수치를 억제하지 못해 열량 소모가 감소하고 체중 증가를 유발할 수 있다. 또한 과당과 포도당은 간에서

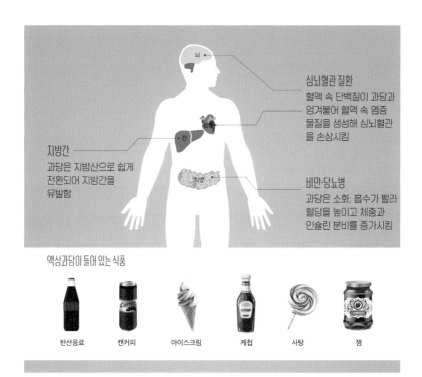

뇌

심뇌혈관 질환
혈액 속 단백질이 과당과
엉겨붙어 혈액 속 염증
물질을 생성해 심뇌혈관
을 손상시킴

심장

간

지방간
과당은 지방산으로 쉽게
전환되어 지방간을
유발함

지방

비만·당뇨병
과당은 소화, 흡수가 빨라
혈당을 높이고 체중과
인슐린 분비를 증가시킴

액상과당이 들어 있는 식품

| 탄산음료 | 캔커피 | 아이스크림 | 케첩 | 사탕 | 잼 |

액상과당 과잉 섭취 시 유발되는 질환

대사되는 방식도 다르다. 과당은 포도당과 달리 대부분 간에서 대사
되고 그 방식은 알코올 대사와 상당히 유사하다. 아울러 장기간의
지나친 과당 섭취는 장내 미생물 무리의 균형을 파괴하고 다른 호
르몬의 불균형을 유발한다. 따라서 가당 음료 섭취를 줄이면 호르몬
건강의 증진을 기대할 수 있다.

규칙적으로
영양가 있는
식사하기

 우리는 보통 하루에 세 끼를 먹는다. 세 끼를 규칙적으로 잘 챙겨 먹는 것도 호르몬 균형 유지에 도움이 된다. 식사 후에는 인슐린 분비가 증가한다. 아침과 점심 사이, 점심과 저녁 사이, 그리고 저녁과 다음 날 아침 사이에는 인슐린이 감소한다. 인슐린은 지방 저장 호르몬이므로 인슐린 증가에 의한 지방 형성 반응과 인슐린 감소에 의한 지방 분해 반응 간의 균형이 자연스럽게 유지되는 셈이다. 특히 저녁과 다음 날 아침 사이의 시간에는 인슐린 수치가 가장 감소해 있다. 잠잘 때 지방 소실 반응이 가장 많이 나타난다는 얘기이다. 하지만 아침 먹고 간식 먹고, 점심 먹고 간식 먹고, 저녁 먹고 자기 전 야식을 먹는다면, 인슐린은 감소할 기회가 없다. 즉, 체중이 늘어나는 것이다. 우리에게는 인슐린의 주기적인 감소가 필요하다. 세 끼만 규칙적으로 먹고 간식이나 야식을 먹지 않

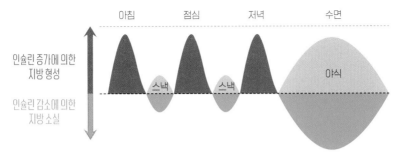

아침　　　점심　　　저녁　　　수면

인슐린 증가에 의한
지방 형성

스낵　　　스낵　　　야식

인슐린 감소에 의한
지방 소실

인슐린의 주기적인 감소가 필요하다!

는다면 체중이 늘어날 가능성은 그리 크지 않을 것이다.

　세 끼를 잘 챙겨 먹으면 그렐린 수치도 적절하게 조절할 수 있다. 배고픔 호르몬인 그렐린은 식전에 증가했다가 음식 섭취 후에 감소한다. 특히 아침을 거르지 않는 것이 중요하다. 물론 바쁜 현대인에게는 결코 쉬운 일은 아니지만 그래도 간단하게나마 아침을 먹은 것과 그렇지 않은 것은 분명히 다르다. 밤에 야식을 먹고 나서 공원 한 바퀴를 돌면서 운동하는 사람은 별로 없을 것이다. 즉, 밤에 먹은 음식은 태울 기회가 없다는 것이다. 야식을 많이 먹으면 아침을 거를 가능성이 커지고, 아침을 거르면 점심이나 저녁에 더 많이 먹을 가능성이 커진다.

　한편 끼니마다 단백질이 풍부한 식품을 적절히 먹는 것이 좋다. 고단백 식품은 우리 몸이 만들 수 없는 필수 아미노산을 공급한다. 아미노산은 성장, 에너지 대사, 식욕, 스트레스, 생식 등 여러 생리적 과정의 조절에 필수적인 펩타이드 호르몬을 만드는 데에도 쓰인다. 단백질이 풍부한 음식을 섭취하면 그렐린이 감소하고 펩타이드 YY(PYY)나 글루카곤 유사 펩타이드-1(GLP-1)은 증가한다. 그렐린은 배고픔 호르몬이지만, PYY나 GLP-1은 포만감을 느끼는 데 도움을 주는 호르몬이다. 즉, 먹으면서 식욕을 효과적으로 억제하는 셈이다.

미국의 한 연구팀이 피실험자들을 대상으로 식단의 탄수화물 함량을 유지하면서 단백질 함량을 15%에서 30%로 높인 식단으로 12주 동안 식사하도록 한 뒤 변화를 관찰하였다. 그 결과 고단백 식단으로 포만감이 현저히 증가하여 자발적인 평균 열량 섭취량이 441 $kcal$ 감소하고 체중은 4.9kg, 지방량은 3.7kg 감소하였다. 아울러 음식의 발열 효과는 지방이나 탄수화물보다 단백질이 더 높다. 단백질은 대사되면서 25~30%가 열로 소모되지만, 탄수화물은 6~8%, 지방은 2~3%만이 열 발생으로 소실된다. 같은 열량을 섭취했다고 하더라도 그 원천에 따라 우리가 이용할 수 있는 에너지는 달라지는 셈이다. 전문가들은 달걀, 닭가슴살, 콩, 생선 등과 같은 고단백 식품을 통해 한 끼에 최소 20~30g의 단백질을 섭취하도록 권장한다.

식단에 고품질의 건강한 천연 지방을 포함하면 식욕과 인슐린 저항성을 줄이는 데 도움이 된다. 중쇄중성지방(medium-chain triglycerides, MCT)은 탄소 원자가 6~12개인 지방산인데, 지방조직에 저장될 가능성이 적고 에너지로 즉시 사용하기 위해 간에 직접 흡수될 가능성이 더 큰 독특한 지방으로 열량의 연소를 촉진한다. 오메가-3와 같은 건강에 좋은 지방은 염증과 염증 유발 마커를 줄여 인슐린 감수성을 높인다. 또한 오메가-3는 만성 스트레스 동안 코르티솔 수치가 증가하는 것을 방지할 수 있다. 순수한 MCT 오일, 아보카도, 아몬드, 땅콩, 마카다미아, 헤이즐넛, 지방이 많은 생선, 올리브유와 야자유 등에 포함된 지방이 이에 해당한다.

식이섬유는 건강한 식단에 필수적이다. 식이섬유가 풍부한 식사를 하면 인슐린 감수성이 높아지고 포만감을 느끼게 하는 호르몬의 생성이 증가한다. 과일이나 채소류, 해초류에 많이 들어 있는 수용성 식이섬유는 포만감 호르몬을 증가시켜 식욕에 강력한 영향을 미친다. 통곡물과 견과류에 많은 불용성 식이섬유는 인슐린 감수성을 개선하고 제2형 당뇨병의 위험성을 낮추는 효과가 있다. 장내 미생물 무리는 결장에서 수용성 식이섬유를 발효하여 포만감 호르몬인 PYY와 GLP-1의 분비를 자극하는 단쇄지방산(short-chain fatty acids)을 생성한다.

규칙적으로
꾸준하게
운동하기

 적절한 신체 활동은 호르몬 건강에 큰 영향을 미친다. 운동하면 근육으로 가는 혈류가 좋아지고 호르몬 수용체의 민감도가 증가한다. 영양소가 잘 공급되고 호르몬 신호의 전달이 향상된다는 의미이다. 운동의 가장 이로운 점은 인슐린 수치를 낮추고 인슐린 감수성을 높이는 능력이다. 당뇨병, 비만 및 심장병의 위험 요소인 인슐린 저항성이 생기면 세포는 인슐린에 효과적으로 반응할 수 없다. 규칙적으로 운동하면 체중이나 체지방 감소와는 별개로 인슐린 저항성을 개선할 수 있다.

규칙적인 신체 활동은 나이가 들면서 감소하는 호르몬인 성장호르몬, 인슐린유사성장인자-1, 테스토스테론 등의 수치를 높여 근육량 감소의 둔화에 이바지한다. 격렬한 운동을 하기 어려운 경우라도 규칙적으로 걷기만 해도 근육의 강도 유지와 삶의 질 향상에 도움이 될 수 있다. 적당한 강도의 운동을 매일 15분 정도씩 꾸준히 하면 심장 질환이 있는 사람도 수명이 3년 정도 늘어난다. 운동은 체중과 상관없이 지속적으로 할 때 건강을 개선할 수 있는 단 하나의 방법인 셈이다.

충분한
수면
취하기

 아무리 영양가 있는 식사를 하고 운동을 열심히 하더라도 충분히 자지 않으면 별 소용이 없을 수 있다. 최적의 호르몬 건강 상태를 유지하는 데 있어 양질의 수면을 취하는 것의 중요성은 아무리 강조해도 지나치지 않다. 수면 부족은 다양한 호르몬 불균형을 초래하는데, 예를 들면 인슐린, 코르티솔, 렙틴, 그렐린, 성장호르몬 등의 균형이 깨질 수 있다. 잠이 부족한 사람은 인슐린이 간이나 근육 등 말초조직에서 원활하게 작용할 수 없다. 수면 부족은 스트레스 호르몬인 코르티솔의 24시간 분비를 증가시켜 인슐린 저항성을 일으킬 수 있다. 실제로 건강한 성인이 5일 동안 수면을 잘 취하지 못하자 인슐린 감수성이 25%나 감소했다. 또한 배고픔 호르몬인 그렐린을 증가시키고 포만감 호르몬인 렙틴을 감소시켰다. 잠을 덜 자면 먹는 양이 늘어나고 체중이 증가하는 셈이다. 한밤

중 깊은 수면 단계에서 분비되는 성장호르몬이 잘 나오게 하려면 수면의 5단계를 모두 거쳐야 한다. 일반적으로 최적의 호르몬 균형을 유지하려면 최소 7시간의 양질의 수면이 필요하다.

스트레스
줄이기

스트레스는 단기적으로는 이득이지만, 만성화되면 여러 가지 방법으로 호르몬 균형에 해를 끼친다. 장기간의 스트레스에 대처하는 데 도움을 주는 스트레스 호르몬인 코르티솔은 부신피질에서 만들어져 분비된다. 코르티솔은 스트레스에 대한 신체의 장기적인 반응에 관여한다. 스트레스가 지나가면 코르티솔은 떨어지고 항상성이 회복된다. 그러나 어떤 이유에서든 스트레스가 해결되지 않고 만성화되면 호르몬 시스템을 정상으로 되돌리는 피드백 메커니즘이 손상된다. 따라서 만성 스트레스 상황에서 코르티솔은 통제를 벗어나 늘 높은 수치를 유지한다. 코르티솔 증가는 식욕을 자극하고 고설탕, 고지방 음식 섭취를 증가시킨다. 과도한 열량 섭취와 비만으로 이어질 수 있는 셈이다. 또한 높은 코르티솔 수치는 포도당 신생합성(gluconeogenesis; 젖산이나 글리세롤 같은 탄수화물이 아닌 물질로 포도당을 생성하는 대사경로)을 자극하여 인슐린 저항성을 유발할 수 있다. 명상이나 요가 또는 편안한 음악 감상 등의 활동은 스트레스를 줄여 코르티솔 수치를 낮추는 데 큰 도움이 된다. 바쁘다고 핑계 대지 말고 하루에 15분만 투자해 보자.

적절한
체중
유지하기

WHO는 비만을 '지방량의 지나친 증가로 인해 건강에 해를 끼치는 상태'로 정의한다. 지방량이 늘어 체중이 증가하면 인슐린 감수성을 떨어뜨리고 생식 건강에 해로운 영향을 미치는 호르몬 불균형을 유발할 수 있다. 비만은 인슐린 저항성을 초래하는 강력한 유발 인자이므로 체중을 줄인다면 인슐린 저항성을 개선하고 제2형 당뇨병과 심장병의 발생 위험을 낮출 수 있다. 아울러 비만은 생식샘기능저하증(난소나 고환에서 성호르몬의 분비가 감소하거나 결핍된 상태)과도 밀접한 관련이 있다. 특히 남성 비만의 가장 큰 합병증이 생식샘기능저하증이다. 비만한 남성은 테스토스테론 수치가 감소해 있다. 비만 여성은 월경 장애와 배란 장애의 빈도가 증가한다. 이 현상들은 모두 불임을 초래하는 일반적인 원인이 된다. 따라서 체중 감량은 불임 문제 해결에 큰 도움을 줄 수 있다.

장
건강
챙기기

장 표면에는 또 다른 하나의 생태계가 존재하는데, 엄청나게 복잡한 미생물 무리의 군락을 볼 수 있다. 무려 100조 개 이상의 박테리아가 포함되는 장내 미생물 무리는 사람 세포 수의 10배가 넘을 것으로 추측된다. 장내 미생물 무리는 숙주의 대사 과정에 영향을 미쳐 우리의 호르몬 건강에 중요한 역할을 담당한다. 사람이 소화할 수 없는 음식물 성분(탄수화물 복합체나 식물성 다당류)을 발효하여 숙주에게 에너지와 영양소를 공급하기도 하지만, 위장관 질환과 관련된 염증과 감염의 원천이 되기도 하며 비만 등 대사 증후군을 일으킬 가능성도 있다.

장내 미생물이 식이섬유 같은 정상적으로 소화되지 않는 탄수화물을 발효하면 아세테이트(acetate), 프로피오네이트(propionate), 부티레이트(butyrate)와 같은 단쇄지방산이 생성된다. 아세테이트와 부티

257

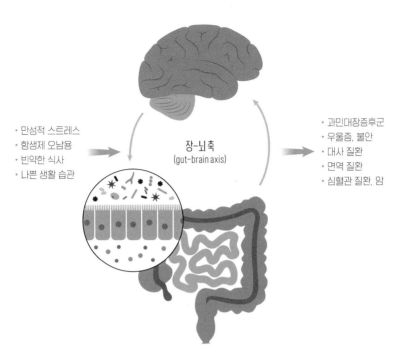

장내 미생물 생태계의 불균형은 다양한 질병을 유발한다.

레이트는 열량의 연소를 높여 체중 관리를 쉽게 하여 인슐린 저항성 예방에 도움이 된다. 아세테이트와 부티레이트는 포만감 호르몬인 PYY와 GLP-1 수치를 높인다. 비만은 장내 미생물 무리의 구성에 변화를 일으켜 인슐린 저항성과 염증을 촉진할 수 있다. 아울러 장내 미생물 무리에 존재하는 특정 박테리아의 성분인 지질다당류(lipopolysaccharide)는 인슐린 저항성의 위험을 증가시키는데, 비만한 사람은 혈액을 순환하는 지질다당류의 수치가 더 높게 측정된다.

장 건강은 올바른 식생활에서 출발한다. 지나친 패스트푸드 섭취로 유해균이 증가하면 건강에 악영향을 미쳐 과민대장증후군, 알레르기, 각종 대사 질환, 심혈관 질환, 암 등의 발생률이 증가한다는 지적이 많다. 채소와 육류를 균형 있게 섭취하고 특히 식이섬유가 풍부한 음식을 많이 먹어야 한다.

모든 것은 때가 있고, 서로 연결되어 있다!

부드럽고 독특한 향으로 겨울 입맛을 사로잡는 감태. 쌉쓰름한 맛으로 우리의 혀를 자극하는 감태는 추운 겨울이 제철이다. 설이 지나 따뜻한 3월이 되면 감태 철은 끝난다. 때를 잘 맞춰야 구할 수 있는 귀한 음식인 셈이다. 감태가 많이 나던 제주에서는 최근 수확량이 점점 줄어들고 있다. 겨울철 제주 앞바다의 수온이 높아지면서 예전에는 풍성하게 자라던 감태가 제대로 자라지 못해 차츰 자취를 감추고 있기 때문이다. 감태를 먹고 사는 전복이나 떡조개(오분자기) 등도 덩달아 그 숫자가 줄어들고 있다고 한다. 모든 것은 때가 있고, 서로 연결되어 있다.

호르몬도 혼자서만 작용하지 않는다. 에피네프린은 혼자일 때는 효과가 미약하지만, 갑상샘호르몬과 함께하면 가진 능력을 최대로 발휘한다. 에피네프린이 적절하게 작용하려면 갑상샘호르몬의 존재가 꼭 필요한 셈이다. 또한 어떤 작용 하나를 조절하는 데는 여러 호르몬이 필요하다. 혈당 조절을 위해서는 췌장에서 만드는 인슐린과 글루카곤이 필요하다. 식사 후 혈당이 올라가면 인슐린이 분비되어 간과 다른 조직들이 포도당을 이용할 수 있게 해 준다. 혈당이 감소하면 인슐린 수치는 줄어들고 글루카곤의 분비가 증가하여 혈당의 지나친 감소를 막고 간으로부터의 포도당 분비를 늘려 혈당치를 정상 수준으로 유지하게 한다. 이처럼 호르몬은 서로 협동하여 작용한다. 하나 더하기 하나는 둘보다 더 커질 수 있다. 정상적인 정자 형성을 위해서는 테스토스테론과 난포자극호르몬이 함께하여야 한다. 모든 호르몬은 서로 긴밀하게 연결되어 있다.

호르몬은 우리 건강의 모든 측면에 관여한다. 우리 몸이 최적으로 기능하려면 호르몬의 양이 알맞게 만들어지고 적절한 때에 잘 분비되어야 한다. 호르몬 균형이 깨지면 비만, 당뇨병, 심장병 등 심각한 질환의 발생 가능성이 커진다. 질병은 발생하기 전에 예방하는 것이 좋고, 병이 생기더라도 너무 늦지 않게 치료해야 한다. 적절한 때에 알맞은 방법을 통해 호르몬 균형을 유지하는 조처를 할 수 있다. 폐경이나 노화 등 우리가 통제할 수 없는 요인에 의한 호르몬의 변화로 인해 생기는 증상도 더욱 부드럽게 넘어갈 수 있을 것이다. 영양가가 풍부한 식사, 규칙적이고 꾸준한 운동, 충분한 수면과 같은 일상에서 할 수 있는 건강 증진 행동을 통해 호르몬을 잘 다스리면 더 건강한 삶이 우리 곁에 가까이 올 것이다. 마음먹었다면 미루지 말고 당장 실천하자. 나 자신의 건강을 잘 유지하는 것은 가족의 건강을 챙기는 것만큼이나 중요한 일이다.

참고문헌

단행본

가쿠 레이카, 정지영 옮김,《오비소겐, 독소의 역습》, 삼호미디어, 2018.

게리 타우브스, 강병철 옮김,《설탕을 고발한다》, 알마, 2019.

게리 타우브스, 김영미·김보은 옮김,《Good Calories, Bad Calories》, 도도, 2014.

네고로 히데유키, 이연희 옮김,《호르몬 밸런스》, 스토리3.0, 2016.

닐 바너드, 최가영 옮김,《건강 불균형 바로잡기》, 브론스테인, 2021.

대한약리학회 교재편찬위원회,《이우주의 약리학 강의》, 신일서적, 2019.

데이비드 케슬러, 이순영 옮김,《과식의 종말》, 문예출판사, 2010.

랜디 허터 엡스타인, 양병찬 옮김,《크레이지 호르몬》, 동녘사이언스, 2019.

로버트 러스티그, 이지연 옮김,《단맛의 저주》, 한국경제신문사(한경비피), 2014.

리처드 도킨스, 홍영남·이상임 옮김,《이기적 유전자》, 을유문화사, 2018.

마이클 폴란, 조윤정 옮김,《마이클 폴란의 행복한 밥상》, 다른세상, 2009.

박민수·박민근,《공부호르몬》, 21세기북스, 2018.

박승준,《비만의 사회학》, 청아출판사, 2021.

박승준,《비만이 사회문제라고요?》, 초록서재, 2021.

박용우, 《음식중독》, 김영사, 2014.

안데르스 한센, 김아영 옮김, 《인스타 브레인》, 동양북스, 2020.

안철우, 《젊음은 나이가 아니라 호르몬이 만든다》, 비타북스, 2017.

윌리엄 더프티, 최광민·이지연 옮김, 《슈거 블루스》, 북라인, 2006.

이은희, 《설탕, 근대의 혁명》, 지식산업사, 2018.

존 유드킨, 조진경 옮김, 《설탕의 독》, 이지북, 2014.

토머스 프리드먼, 최정임·이윤섭 옮김, 《세계는 평평하다》, 창해(새우와 고래), 2006.

프란시스 들프슈·베르나르 메르·엠마뉘엘 모니에·미셸 홀스워스, 부희령 옮김, 《강요된 비만》, 거름, 2012.

Bruce Blumberg, 《The Obesogen Effect: Why We Eat Less and Exercise More But Still Struggle to Lose Weight》, Grand Central Pub, 2018.

John Hall·Michael Hall, 《Guyton and Hall Textbook of Medical Physiology》 14th Edition, Elsevier Health Sciences, 2020.

Philippa Dabre, 《Endocrine Disruption and Human Health》, Academic Press, 2015.

김정목, <장내미생물무리의 조성과 대사가 건강과 질병에 미치는 영향>, 《Korean Journal of Gastroenterology》, 62권 4호, pp.191~205, 대한소화기학회, 2013.

남하얀·정복미, <20세 이상 성인의 먹방 시청 시간에 따른 식행동 비교 연구>, 《대한지역사회영양학회지》, 26권 2호, pp.93~102, 대한지역사회영양학회, 2021.

박승준, <음식 섭취의 신경내분비적 조절기전>, 《대한내분비학회지》, 22권 6호, pp.391~396, 대한내분비학회, 2007.

Bajer B, Vlcek M, Galusova A, Imrich R, Penesova A, <Exercise associated hormonal signals as powerful determinants of an effective fat mass loss>, 《Endocrine Regulations》, 2015 Jul;49(3):151-63.

Basu S, Yoffe P, Hills N, Lustig R.H, <The relationship of sugar to population-level diabetes prevalence: an econometric analysis of repeated cross-sectional data>, 《PLoS One》, 2013;8(2):e57873.

Breuil V, Trojani M-C, Ez-Zoubir A, <Oxytocin and Bone: Review and Perspectives>, 《INTERNATIONAL JOURNAL OF MOLECULAR SCIENCES》, 2021 Aug 9;22(16):8551.

Chow C.M, <Sleep and Wellbeing, Now and in the Future>, 《International Journal of Environmental Research and Public Health》, 2020 Apr 22;17(8):2883.

de Macedo I.C, de Freitas J.S, da Silva Torres I.L, <The Influence of Palatable Diets in Reward System Activation: A Mini Review>, 《Advances in Pharmacological Sciences》, 2016;2016:7238679.

Duszka K, Gregor A, Reichel M.W, Baierl A, Fahrngruber C, König J, Gao Z, <Visual stimulation with food pictures in the regulation of hunger hormones and nutrient deposition, a potential contributor to the obesity

crisis>, 《PLoS One》, 2020 Apr 24;15(4):e0232099.

Erlanson-Albertsson C, <How palatable food disrupts appetite regulation>, 《Basic & Clinical Pharmacology & Toxicology》, 2005 Aug;97(2):61-73.

Fisher H, Aron A, Brown L.L, <Romantic love: an fMRI study of a neural mechanism for mate choice>, 《JOURNAL OF COMPARATIVE NEUROLOGY》, 2005 Dec 5;493(1):58-62.

Fortuna J.L, <The obesity epidemic and food addiction: clinical similarities to drug dependence>, 《Journal of Psychoactive Drugs》, 2012 Jan-Mar;44(1):56-63.

Freeland B, Farber M.S, <A Review of Insulin for the Treatment of Diabetes Mellitus>, 《Home Healthcare Now》, 2016 Sep;34(8):416-23.

Gawel M.J, Park D.M, Alaghband-Zadeh J, Rose F.C, <Exercise and hormonal secretion>, 《Postgraduate Medical Journal》, 1979 Jun;55(644):373-6.

Griffin M.D, Pereira S.R, DeBari M.K, Abbott R.D, <Mechanisms of action, chemical characteristics, and model systems of obesogens>, 《BMC Biomed Eng》, 2020 Apr 30;2:6.

Kaczynski A.T, Eberth J.M, Stowe E.W, Wende M.E, Liese A.D, McLain A.C, Breneman C.B, Josey M.J, <Development of a national childhood obesogenic environment index in the United States: differences by region and rurality>, 《International Journal of Behavioral Nutrition and Physical Activity》, 2020 Jul 2;17(1):83.

Kannan K, Vimalkumar K, <A Review of Human Exposure to Microplastics and Insights Into Microplastics as Obesogens>, 《Front Endocrinol(Lausanne)》, 2021 Aug 18;12:724989.

Morris A, <Osteocalcin linked to stress response>, 《Nature Reviews Endocrinology》, 2019 Nov;15(11):627.

Nicolaidis S, <Environment and obesity>, 《Metabolism》, 2019 Nov;100S:153942.

Noriuchi M, Kikuchi Y, Senoo A, <The functional neuroanatomy of maternal love: mother's response to infant's attachment behaviors>, 《Biological Psychiatry》, 2008 Feb 15;63(4):415-23.

Page K.A, Chan O, Arora J, Belfort-Deaguiar R, Dzuira J, Roehmholdt B, Cline G.W, Naik S, Sinha R, Constable R.T, Sherwin R.S, <Effects of fructose vs glucose on regional cerebral blood flow in brain regions involved with appetite and reward pathways>, 《The Journal of the American Medical Association》, 2013 Jan 2;309(1):63-70.

Parasin N, Amnuaylojaroen T, Saokaew S, <Effect of Air Pollution on Obesity in Children: A Systematic Review and Meta-Analysis>, 《Children(Basel)》, 2021 Apr 23;8(5):327.

Ranabir S, Reetu K, <Stress and hormones>, 《Indian Journal of Endocrinology and Metabolism》, 2011;15(1):18-22.

Rudman D, Feller A.G, Nagraj H.S, Gergans G.A, Lalitha P.Y, Goldberg A.F, Schlenker R.A, Cohn L, Rudman I.W, Mattson D.E, <Effects of human growth hormone in men over 60 years old>, 《New England journal of medicine》, 1990 Jul 5;323(1):1-6.

Tennant F, <The physiologic effects of pain on the endocrine system>, 《Pain and Therapy》, 2013 Dec;2(2):75-86.

Zohrabi I, Abedi P, Ansari S, Maraghi E, Shakiba Maram N, Houshmand G, <The effect of oxytocin vaginal gel on vaginal atrophy in postmenopausal women: a randomized controlled trial>, 《BMC Women's Health》, 2020 May 19;20(1):108.

웹사이트

http://dailymedi.com/detail.php?number=608627

http://scienceon.hani.co.kr/134573

http://star.ohmynews.com/NWS_Web/OhmyStar/at_pg.aspx?CNTN_
CD=A0002304450

http://www.doctorstimes.com/news/articleView.html?idxno=208531

http://www.koreaes.com/news/articleView.html?idxno=358797

http://www.mdjournal.kr/news/articleView.html?idxno=28211

http://www.mirae.news/news/articleView.html?idxno=3985

http://www.monews.co.kr/news/articleView.html?idxno=207437

http://www.psychiatricnews.net/news/articleView.html?idxno=2668

https://go.seoul.co.kr/news/newsView.php?id=20170725022001

https://health.chosun.com/site/data/html_dir/2019/01/14/2019011401728.
html

https://korean.mercola.com/sites/articles/archive/2020/09/24/%EC%
98%A4%EB%B9%84%EC%86%8C%EA%B2%90%EC%9D%B4-
%EC%B2%B4%EC%A4%91-%EA%B4%80%EB%A6%AC%EB%A5%BC-
%ED%9E%98%EB%93%A4%EA%B2%8C-
%ED%95%A9%EB%8B%88%EB%8B%A4.aspx

https://m.health.chosun.com/svc/news_view.html?contid=2010070101810

https://news.usc.edu/45737/does-fructose-add-up-to-weight-gain/

https://nownews.seoul.co.kr/news/newsView.php?id=20141114601003

https://pathwaysoffamilywellness.org/Parenting/the-science-of-fathers-love.
html

https://sitn.hms.harvard.edu/flash/2018/dopamine-smartphones-battle-time/

https://www.ajunews.com/view/20211015105606130

https://www.asiae.co.kr/article/2017111009251962402

https://www.bones.nih.gov/health-info/bone/bone-health/korean/bone-
health-for-life-korean-nrc

https://www.brainmedia.co.kr/BrainTraining/161

https://www.businessinsider.com/tech-addiction-teens-break-bone-lose-
iphone-2018-4

https://www.canceranswer.co.kr/news/articleView.html?idxno=2227

https://www.chosun.com/site/data/html_dir/2016/03/29/2016032900280.html

https://www.dailymail.co.uk/health/article-4503750/Now-scientists-say-fizzy-
WATER-makes-fat.html

https://www.donga.com/news/Economy/article/all/20210224/105581612/1

https://www.dongascience.com/news.php?idx=41968

https://www.dongascience.com/news.php?idx=4397

https://www.dongascience.com/news.php?idx=-5271111

https://www.fnnews.com/news/202105261421077547

https://www.hani.co.kr/arti/science/science_general/303109.html

https://www.hani.co.kr/arti/science/science_general/770040.html

https://www.hani.co.kr/arti/science/science_general/859709.html

https://www.hani.co.kr/arti/science/science_general/892737.html

https://www.hani.co.kr/arti/science/science_general/894396.html

https://www.hani.co.kr/arti/science/science_general/896098.html

https://www.hani.co.kr/arti/society/health/820518.html

https://www.hankookilbo.com/News/Read/201410161526093505

https://www.hankookilbo.com/News/Read/201906012299398377

https://www.hsph.harvard.edu/news/press-releases/canned-soup-bpa/

https://www.joongang.co.kr/article/18313424#home

https://www.joongang.co.kr/article/19528791#home

https://www.joongang.co.kr/article/23015692#home

https://www.joongang.co.kr/article/23495967#home

https://www.khan.co.kr/article/200409061554391

https://www.khanews.com/news/articleView.html?idxno=210343

https://www.korea.kr/news/cultureColumnView.do?newsId=148833517

https://www.lemonade.com/blog/psychology-behind-phone-addiction/

https://www.medisobizanews.com/news/articleView.html?idxno=57374

https://www.nytimes.com/2019/04/24/well/mind/putting-down-your-phone-may-help-you-live-longer.html

https://www.peacehealth.org/healthy-you/can-you-control-your-hormones

https://www.sciencetimes.co.kr/

news/%EB%89%B4%EB%9F%B0%EC%9D%80-%EC%99%9C-%EC%
97%90%EC%8A%A4%ED%8A%B8%EB%A1%9C%EA%B2%90%EC%
9D%84-%EB%A7%8C%EB%93%A4%EA%B9%8C/

https://www.sciencetimes.co.kr/news/%EB%AA%A8%EC%84%B1%EC
%95%A0%EB%8F%84-%ED%98%B8%EB%A5%B4%EB%AA%AC-
%EB%95%8C%EB%AC%B8/

https://www.sciencetimes.co.kr/
news/%EC%9D%B8%EC%8A%90%EB%A6%B0-
%EB%B0%9C%EA%B2%AC%EA%B3%BC-%EC%83%81%EA%B8%88-
%EB%B6%84%EB%B0%B0/

https://www.sciencetimes.co.kr/news/%ED%82%A4-%ED%81%B4-
%EB%95%8C-%EC%84%B1%EC%9E%A5%ED%8C%90%EC%97%90
%EC%84%9C-%EC%9D%BC%EC%96%B4%EB%82%98%EB%8A%94-
%EC%9D%BC/

https://www.sisajournal.com/news/articleView.html?idxno=170685

https://www.thirteenthieves.co/blog/2017/7/13/love-and-the-4-stages-of-love-
explained-by-neuroscience

https://www.wowtv.co.kr/NewsCenter/News/Read?articleId=A202106160022

내 몸의 설계자, 호르몬 이야기

초 판 1쇄 발행·2022. 6. 20.
초 판 3쇄 발행·2024. 4. 25.

지은이   박승준
발행인   이상용·이성훈
발행처   청아출판사
출판등록   1979. 11. 13. 제9-84호
주소   경기도 파주시 회동길 363-15
대표전화   031-955-6031   팩스 031-955-6036
전자우편   chungabook@naver.com